AF143010

Organisation und Recht des Rettungswesens

Band 8

Herausgegeben von Prof. Dr. Gerhard Nadler

Einfluss von Dienstsport auf die körperliche Belastbarkeit von Mitarbeitern im Rettungsdienst

Sophie Jaspers

Diplomica Verlag

Jaspers, Sophie: Einfluss von Dienstsport auf die körperliche Belastbarkeit von Mitarbeitern im Rettungsdienst. Organisation und Recht des Rettungswesens. Band 8, Hamburg, Diplomica Verlag 2021

Buch-ISBN: 978-3-96146-817-1
PDF-eBook-ISBN: 978-3-96146-317-6
Druck/Herstellung: Diplomica Verlag, Hamburg, 2021

Bibliografische Information der Deutschen Nationalbibliothek:
Die Deutsche Nationalbibliothek verzeichnet diese Publikation in der Deutschen Nationalbibliografie; detaillierte bibliografische Daten sind im Internet über http://dnb.d-nb.de abrufbar.

© Diplomica Verlag, Imprint der Bedey Media GmbH
Hermannstal 119k, 22119 Hamburg
http://www.diplomica-verlag.de, Hamburg 2021
Printed in Germany

Über diesen Band

In diversen TV-Serien werden Einsatzkräfte als Athleten dargestellt, die auch körperlich herausforderndste Situationen meistern. Doch die Realität sieht anders aus: Bandscheibenvorfälle, Meniskusschäden, Fußprobleme, Schwierigkeiten beim Ein- und Durchschlafen, schichtbedingte Fettleibigkeit. Die Liste der auf den Beruf zurückzuführenden gesundheitlichen Probleme ist lang.

Auf einer Rettungs- und Feuerwache in einer Großstadt in Deutschland werden zwei 24-Stunden-Rettungswagen durch zwei verschiedene Arbeitgeber gestellt. Einer davon ist die Berufsfeuerwehr, der andere ist eine Hilfsorganisation. Die jeweiligen Arbeitnehmer haben eine unterschiedliche Einschätzung zur physischen Belastung im Arbeitsalltag. Von den einen wird sie als extrem empfunden, während die anderen sie als moderat erleben. Die unterschiedlichen Einschätzungen lassen sich möglicherweise auf eine ungleiche körperliche Verfassung der Mitarbeiter sowie auf die Bedeutung, die der Arbeitgeber der Fitness seiner Mitarbeiter bemisst, zurückführen. Die Berufsfeuerwehr arbeitet mit Einstellungstests, jährlichen Tauglichkeitsprüfungen und Dienstsport. Bei der Hilfsorganisation ist nichts Derartiges vorgesehen.

Der Frage, ob die genannten Unterschiede letztlich Auswirkungen auf die körperliche Belastbarkeit der Rettungsdienstmitarbeiter haben, wurde in dieser empirischen Forschungsarbeit nachgegangen.

Über den Herausgeber

Herausgeber der Reihe ist Prof. Dr. Gerhard Nadler. Er hat an der DHGS - Deutsche Hochschule für Gesundheit & Sport, Berlin, seit Sommersemester 2012 die Professur für „Organisation und Recht des Rettungswesens" inne.

In dieser Reihe werden wissenschaftliche Aufsätze, wissenschaftliche Studien, Abschlussarbeiten von Studierenden und Referate, gehalten auf Symposien, die im engeren oder weiteren Sinne im Kontext mit der Organisation bzw. dem Recht des Rettungswesens stehen, publiziert.

Über den Autor

Sophie Jaspers, B.Sc., studierte von Wintersemester 2015/16 bis Sommersemester 2019 an der Deutschen Hochschule für Gesundheit & Sport am Campus Unna im Studiengang „Präklinische Versorgung und Rettungswesen". Sophie Jaspers ist gegenwärtig als Notfallsanitäterin tätig.

Beim vorliegenden Werk handelt es sich um die geringfügig überarbeitete Bachelorarbeit der Verfasserin, die im Sommersemester 2019 an der Deutschen Hochschule für Gesundheit & Sport vorgelegt wurde. Erstbetreuerin war Prof. Dr. med. Meike Hoffmeister, Zweitbetreuer war Prof. Dr. Gerhard Nadler.

Kontaktadresse des Herausgebers:

Email: Prof.Gerhard.Nadler@gmx.net

Briefpost: Postfach 1332, D-82003 Unterhaching

Inhaltsverzeichnis

Tabellenverzeichnis

1 Einleitung

Prolog

„Selbstlos, Nichtraucher und durchtrainiert – so sieht er aus – der klassische „Retter" im Film und Fernsehen. Egal ob Polizist, Feuerwehrmann oder Paramedic: In diversen TV-Serien {...} werden Einsatzkräfte gerne als Athleten dargestellt, die auch körperlich herausforderndste Situationen meistern."[1] Doch die Realität sieht anders aus. „Bandscheibenvorfälle, Meniskus-Schäden, Fußprobleme, Schwierigkeiten beim Ein- und Durchschlafen, schichtbedingte Fettleibigkeit: Die Liste der auf den Beruf zurückzuführenden körperlichen Beschwerden ist lang."[2] Dabei sind das Wohlbefinden und die Gesundheit Grundvoraussetzungen für motivierte und leistungsstarke Mitarbeiter.[3]

Rettungsdienstmitarbeiter müssen, im Vergleich zu anderen Berufsgruppen eine Vielzahl von unterschiedlichen Belastungen bewältigen. Dabei handelt es sich um Dinge, die objektiv definiert sind und von außen auf die Mitarbeiter einwirken, wie etwa erhöhter Zeitdruck und vielfältige Umwelteinflüsse. Die aus diesen Faktoren resultierenden psychischen und physischen subjektiven Folgen, also die Beanspruchung, wird hingegen individuell bewertet und fällt daher auch sehr unterschiedlich aus. Ein Rettungsmittel ist standardmäßig mit zwei Mitarbeitern besetzt. Diese zwei Mitarbeiter müssen das zur Behandlung notwendige Material, wie zum Beispiel Notfallrucksäcke oder Beatmungsgerät, zum Einsatzort tragen. Die Einsatzorte sind oftmals nur über viele Treppen erreichbar und der Patient muss häufig mithilfe eines Tragestuhls oder liegend auf einem Tragetuch zum Auto gebracht werden. Das Gesamtgewicht kann mit Tragestuhl und Patienten zusammen also mehr als 100 Kilogramm betragen. Die Trage muss zudem bei den meisten Modellen manuell betrieben werden, was eine zusätzliche körperliche Anstrengung bedeutet. Darüber hinaus ist es möglich, dass der Weg zum Einsatzort mehrfach beschritten werden muss, da das Material nicht in Einem wieder mit zurück zum Auto genommen werden kann oder zusätzliche Geräte für die weitere Behandlung benötigt werden. Die medizinische Behandlung, etwa in Form einer Reanimation oder Immobilisation eines verletzten Menschen verlangt den Ret-

[1] Schmitz-Eggen, Lars (2019): 8 Tipps damit Retter gesund bleiben. In: Rettungsdienst.de, 2019, https://www.rettungsdienst.de/tipps-wissen/8-tipps-damit-retter-gesund-bleiben-47849[Zugriff: 09.02.2019]

[2] Zegelmann, Anna (2015): bis 60 hät das kaum einer durch. In: Ärztezeitung, 2015, URL: https://www.aerztezeitung.de/politik_gesellschaft/oegd/article/893493/rettungsdienst-bis-60-haelt-kaum-durch.html [Zugriff 9.2.2019]

[3] Badura, Bernhard/Thomas Hehlmann (2010): Betriebliche Gesundheitspolitik, 2. Auflage, Berlin Heidelberg: Springer Verlag Berlin Heidelberg, 2010, S. 3

tungsdienstmitarbeitern ebenfalls einiges ab.[4] Rückenschonendes Arbeiten oder generelles Arbeiten in einer angenehmen Arbeitshöhe ist nur selten möglich. Zudem müssen die soeben beschriebenen Tätigkeiten bei hohem Einsatzaufkommen mehrfach am Tag geleistet werden. Die anstrengende Arbeit erfordert daher eine trainierte Muskulatur, etwa um schwere Lasten zu heben sowie eine gute Ausdauer, die folglich auch das Herz-Kreislaufsystem belastet. Aus einem selbstgeführten Interview[5] mit den Mitarbeitern einer Hilfsorganisation auf einer Hauptfeuerwache in einer Großstadt, die in vielen Fällen bereits mit den genannten körperlichen Belastungen zu tun haben, wird deutlich, dass insbesondere die physische Belastung im Rettungsdienst als sehr drastisch empfunden wird. Die Belastung erweist sich oft als so intensiv, dass nur einschränkend Unternehmungen nach dem Dienst möglich sind und außerdem vermehrt körperliche Beschwerden auftreten. Diese Aussagen scheinen allgegenwärtig, bereits *Brecheisen* beschrieb im Jahr 1992 die Einschränkung der Freizeitaktivitäten durch die als besonders hoch empfundene Belastung im Rettungsdienst.[6] Die Beamten der Berufsfeuerwehr hingegen, die ebenfalls den Bereich des Rettungsdienstes auf der Hauptfeuerwache abdecken, entsprechen nahezu dem oben genannten Bild des durchtrainierten Retters. Wie aus der Anlage 1 zu entnehmen ist, berichten die Feuerwehrleute, dass sie in der Lage sind die physische Belastung im Rettungsdienst ohne weiteres zu meistern. Wie lassen sich diese unterschiedlichen Aussagen erklären?

1.1 Problemstellung

Wie bereits festgestellt wurde, ist die Belastung eines jeden Berufes objektiv definiert und für jeden Arbeitnehmer gleich. Die daraus resultierende körperliche Beanspruchung und die subjektive Empfindung ist hingegen von verschiedenen Faktoren, wie den Fähigkeiten des Herz-Kreislauf-Systems, dem Muskel-Skelett-System, den Sinnesorganen und der Psyche abhängig.[7] So stellt zum Beispiel für einen sportlich trainierten Mitarbeiter das Tragen einer schweren Last über eine bestimmte Dauer eine andere Beanspruchung dar als für einen untrainierten.[8] Die im Prolog beschriebenen unterschiedlichen Einschätzungen lassen sich also

---

[4] Larsen, R. (2012): Kardiopulmonale Reanimation, in: Larsen, R. (Hrsg.): *Anästhesie und Intensivmedizin für die Fachpflege*, Heidelberg: Springer Berlin Heidelberg, S. 635-651
[5] s. Anlage 1
[6] Brecheisen, A. (1992): Psychische Belastungen des nichtärztlichen Rettungsdienstpersonals. In: *Leben Retten*, 3 (1992), S. 109-113
[7] Held, Jürgen (2014): *Ergonomie*, in: BG ETEM, https://etf.bgetemde/htdocs/r30/vc_shop/bilder/firma53/mb_008_a12-2014.pdf. [Zugriff: 9.2.2019]
[8] Held, 2014, S. 7

möglicherweise auf die ungleiche körperliche Verfassung der Mitarbeiter sowie auf die Bedeutung, die der Arbeitgeber der Fitness seiner Mitarbeiter bemisst, zurückführen. Das beginnt bereits beim Bewerbungsverfahren: Für das Bewerbungsverfahren der Berufsfeuerwehr muss ein Sporttest durchgeführt werden. Dieser beinhaltet mehrere Kraftsportübungen sowie einen Ausdauertest, dem sogenannten Cooper-Tests.[9]

Zudem muss jeder Mitarbeiter eine jährliche sportliche Tauglichkeitsprüfung ablegen, die eine Grundfitness der Mitarbeiter garantieren soll.[10] Außerdem verpflichtet die Berufsfeuerwehr ihre Mitarbeiter zu der Teilnahme am Dienstsport. Sie gibt dafür feste Zeiten während des Dienstes vor, in der sich die Mitarbeiter zwingend sportlich betätigen müssen. Die Art der Ausführung ist variabel, sodass die Beamten zwischen verschiedenen gemeinsam ausgeführten Sportarten wie Handball, Fußball oder Einzelsportarten, wie Laufen wählen können. Die Hilfsorganisation hingegen verlangt von seinen Mitarbeitern weder einen sportlichen Einstellungstest noch eine regelmäßige Tauglichkeitsprüfung. Auch ein Dienstsportangebot – oder verpflichtung ist nicht vorhanden. Hinsichtlich des Angebots zur sportlichen Gesundheitsförderung ihrer Mitarbeiter gibt es also bei den Arbeitgebern deutliche Unterschiede.

1.2 Forschungsfrage und Hypothesenaufstellung

Nun stellt sich die Frage, ob dieses unterschiedliche Angebot möglicherweise Auswirkungen auf die körperliche Beanspruchung von Rettungsdienstmitarbeitern hat. Scheint das subjektive Empfinden der übermäßigen Belastung im Rettungsdienst ursächlich an mangelnder körperlicher Verfassung des Mitarbeiters zu liegen oder ist die tatsächliche Belastung dieses Berufsstandes einfach langfristig nicht zumutbar? Zunächst muss also festgestellt werden, wie es aktuell um die körperliche Belastung von Rettungsdienstmitarbeitern auf der Hauptfeuerwache der Großstadt steht. Gibt es einen Unterschied zwischen Mitarbeitern, die eine Grundfitness besitzen, getestet durch einen Einstellungstest und regelmäßigen Dienstsport, und Mitarbeitern, die keinen Sport betreiben?

Verschiedene hierzu aufgestellte Hypothesen gibt es durch die Arbeit zu prüfen.

---

[9] Z.B. Feuerwehr Frankfurt am Main (2018): *Auswahlverfahren Berufsfeuerwehr Frankfurt am Main,* in: Berufsfeuerwehr Frankfurt am Main; https://www.feuerwehr-frankfurt.de/index.php/itemlist/ tag/Auswahlverfahren [Zugriff: 1.2.2019]
[10] O.V. (2002): *Feuerwehrdienstvorschrift 7 - Atemschutz,* Stuttgart: Kohlhammer Deutscher Gemeindeverlag, 2002, S. 7

Interessant ist, ob es Unterschiede in der Anthropometrie zwischen den beiden Gruppen gibt, die gegebenenfalls auf eine unterschiedliche Fitness schließen lassen.

H_0: Der Body-Mass-Index der Probanden unterscheidet sich je Gruppenzugehörigkeit nicht.

H_1: Der Body-Mass-Index der Probanden unterscheidet sich je Gruppenzugehörigkeit.

Aufschlussreich ist, ob es Unterschiede in der Beanspruchung des Herz-Kreislauf-Systems, genauer der Herzfrequenz, zwischen den Gruppen gibt.

H_0: Die im Einsatz gemessene durchschnittliche Herzfrequenz der Probanden unterscheidet sich je Gruppenzugehörigkeit nicht.

H_1: Die im Einsatz gemessene durchschnittliche Herzfrequenz der Probanden ist höher/niedriger je Gruppenzugehörigkeit.

Bedeutsam ist, ob es einen Zusammenhang zwischen subjektivem Anstrengungsempfinden und körperlicher Verfassung, gemessen am Body-Mass-Index, gibt.

H_0: Es besteht kein Zusammenhang zwischen dem Anstrengungsempfinden und dem Body-Mass-Index.

H_1: Je höher das Anstrengungsempfinden ist, desto höher/niedriger ist der Body-Mass-Index.

Ebenso interessant ist, ob es einen Zusammenhang zwischen subjektivem Anstrengungsempfinden und Beanspruchung auf das Herz-Kreislauf-System, genauer auf die Herzfrequenz, gibt.

H_0: Es besteht kein Zusammenhang zwischen dem Anstrengungsempfinden und der Herzfrequenz.

H_1: Je höher das Anstrengungsempfinden ist, desto höher/niedriger ist die Herzfrequenz.

1.3 Erkenntnisinteresse

Das Ziel dieser Arbeit ist es also zu klären, ob die individuell als zu hoch empfundene Belastung der Rettungsdienst Mitarbeiter der Hilfsorganisation ursächlich bei dem Versäumnis einer nicht vorhandenen sportlichen Mitarbeiterförderung und an der damit einhergehenden Fitness liegt. Zudem soll festgestellt werden, ob eine sportliche Förderung durch den Arbeitgeber, etwa durch verpflichtenden Dienstsport, möglicherweise die subjektive Belastung reduzieren kann.

Ein Vergleich zwischen dem Personal der beiden beschriebenen Arbeitgeber soll einen Ausblick geben, ob die objektive Belastung zumutbar ist und eine Beanspruchungsoptimierung durch die Einführung von Dienstsport und einem Eignungstest erfolgen könnte. Arbeitgeber von Rettungsdiensten können dadurch herausfinden, ob eine Optimierung der Belastung oder die Stärkung der persönlichen Ressourcen in Form von Erhöhung der körperlichen Fitness erforderlich ist. Dies könnte die Gesundheit der Mitarbeiter fördern, möglicherweise Krankheitsstände minimieren und daher von besonderem Interesse für Arbeitnehmer und Arbeitgeber sein. Durch ein reduziertes Belastungsgefühl könnten Mitarbeiter auch nach dem Dienst wieder regelmäßig an Freizeitaktivitäten teilnehmen. Für die Patienten und deren Angehörige wird es irrelevant, welcher Arbeitgeber in ihrem Wohngebiet zuständig ist, da mit einer gleichen Belastbarkeit des Personals zu rechnen ist.

1.4 Aufbau der Arbeit

Die Arbeit teilt sich in einen theoretischen und einen empirischen Teil. Sie beginnt mit einem kleinen Exkurs, indem die Organisationsstruktur des Rettungsdienstes der Großstadt und die besonderen körperlichen Anforderungen für das Personal beschrieben werden. Im Anschluss daran werden die für diese Untersuchung herangezogenen Arbeitgeber vorgestellt. Das besondere Augenmerk liegt dabei auf der unterschiedlichen Gewichtung, die beide Arbeitgeber der sportlichen Aktivität ihrer Mitarbeiter beimessen. Danach wird der unterschiedliche Gebäudeaufbau der Feuer- und Rettungswache beschrieben, da diese für die später folgende Auswertung der Daten von Bedeutung ist. Zudem können so die unterschiedlichen Möglichkeiten der Gesundheitsförderung, die sich je nach Arbeitgeberzugehörigkeit ergeben, dargestellt werden. Aus der Literaturrecherche wird im Anschluss der aktuelle Forschungsstand zur betrieblichen Gesundheitsförderung und der körperlichen Fitness der Rettungsdienst Mitarbeiter in Deutschland dargestellt. Ein internationaler Vergleich vervollständigt dieses Kapitel. Der größte Teil dieser Untersuchung befasst sich mit dem Aufbau und der Methodik des Experiments. Die Gruppen der Probanden sowie die Durchführung der Untersuchung werden vorgestellt. Die Datenerhebung erfolgt anhand eines Fragebogens und einer Fitnessuhr, die zunächst kritisch auf ihre Eignung geprüft werden. Der Fragebogen erfasst die subjektive Beanspruchung, die gemessene Herzfrequenz

wird als objektiver Parameter der Beanspruchung erfasst. Die Teilnehmer dokumentieren zudem ihren Arbeitsablauf auf einem vorgegebenen Formular, sodass
die aufgezeichneten Herzfrequenzen den verschiedenen Aktivitäten zugeordnet
werden können. Die gemessene Herzfrequenz wird dann anhand von wissenschaftlich festgelegten Faustformeln, wie zum Beispiel der Errechnung der maximalen Herzfrequenz, analysiert. Parallel dazu wird die individuell empfundene
körperliche Beanspruchung anhand einer numerischen Skala erfasst. Die Ergebnisse werden anschließend dargestellt und kritisch diskutiert. Das Ende der Arbeit
bildet die Bewertung und Schlussfolgerung der hier gewonnen Erkenntnisse.

2 Theoretischer Hintergrund

2.1 Rettungsdienst der Großstadt

Da diese Untersuchung beispielhaft in einer Großstadt in Hessen stattfindet, folgt ein Exkurs mit einem Einblick in die Organisation des Rettungsdienstes der Metropole. Der Rettungsdienst wird von verschiedenen Hilfsorganisationen, wie etwa dem Deutschen Roten Kreuz oder dem Arbeiter-Samariter-Bund, und der Berufsfeuerwehr durchgeführt. Damit jeder Stadtteil innerhalb der geforderten Hilfsfrist von zehn Minuten erreicht werden kann, ist die Großstadt in wabenförmige Wachgebiete unterteilt.[11] Diese wiederum sind den verschiedenen Dienstleistern zugeteilt, wobei die Berufsfeuerwehr in jeder Wabe tätig ist. Je nach Wohnort stellt also eine andere Organisation die Hilfsfrist und die Patientenversorgung sicher. Das bedeutet, dass pro Wabe möglicherweise ein unterschiedliches körperliches Leistungsniveau durch die unterschiedliche Gesundheitsförderung der verschiedenen Arbeitgeber vorliegt. Als kreisfreie Stadt ist diese direkt für die Durchführung des Rettungsdienstes verantwortlich.[12] Laut der offiziellen Homepage der Berufsfeuerwehr der Stadt übernimmt diese innerhalb der Stadt die Aufgaben des Rettungsdienstträgers nach dem Hessischen Rettungsdienstgesetz.[13] Sie lässt ihre Beamten wöchentlich zwischen dem Feuerwehrdienst und der Tätigkeit auf einem Rettungswagen rotieren. Die großen Feuerwachen haben von der eigentlichen Feuerwache räumlich getrennt eine Rettungswache integriert, die sie zusammen mit einer anderen Hilfsorganisation besetzen. Die kleineren Rettungs- oder Feuerwachen in den Randgebieten der Stadt werden nicht unter verschiedenen Arbeitgebern geteilt. Die am Experiment teilnehmende Hilfsorganisation ist in vier der genannten Waben tätig, wo täglich acht Rettungswagen mit Personal besetzt werden. Die Mitarbeiter sind ausschließlich für diese Tätigkeit angestellt. In drei Wachgebieten sind die Rettungswachen Eigentum der Organisation. Die Räumlichkeiten der integrierten Rettungswache auf der Hauptfeuerwache sind nur angemietet, was die Gestaltungsmöglichkeit erheblich einschränkt.

---

[11] O.V. (2016): *Rettungsdienstplan des Landes Hessen*. In: Hessisches Ministerium für Soziales und Integration, 2016
https://soziales.hessen.de/sites/defadlt/files/media/hsm/rettungsdienstplan_final_2016-stand_06.09.2016.pdf [Zugriff: 26.12.2018]
[12] Wütscher, Jürgen (Hrsg.) (1994): Hessisches Rettungsdienstgesetz: (HRDG); vom 18. Dezember 1990; (GVBl I S. 725); in der Fassung des Gesetzes zur Änderung des Hessischen Rettungsdienstgesetzes vom 5. April 1993; (GVBl. I S. 108); mit Rechtsverordnungen, Vereinbarungen und Verwaltungsvorschriften; Vorschriftensammlung. Wiesbaden: Kommunal- und Schul-Verl. Heinig, S. 647
[13] siehe § 5 Abs. 1 S. 3 Hessisches Rettungsdienstgesetz

2.1.1 Berufsfeuerwehr als Arbeitgeber

Die Berufsfeuerwehr hat als Arbeitgeber einige besondere Merkmale. Die Mitarbeiter wechseln zwischen zwei Berufen, zum einen dem des Feuerwehrmanns und zum anderen zwischen dem des Mitarbeiters im Rettungsdienst. Die Einstellung erfolgt primär für den Beruf des Feuerwehrmannes, der zweite Beruf im Rettungsdienst wird zusätzlich zur ersten Ausbildung absolviert. Die Arbeitnehmer werden zudem verbeamtet. Das Personal wird sorgsam ausgewählt und muss neben einer schriftlichen Eignungsprüfung auch einen sportlichen Eignungstest absolvieren, da sie für ihre Berufsausübung besondere körperliche Anforderungen erfüllen müssen. Die Gestaltung des Tests erfolgt individuell durch die jeweilige Berufsfeuerwehr. Die gesetzliche Lage schreibt lediglich vor, dass eine Fitness überprüft werden muss, nicht aber in welchem Umfang und mit welchen Übungen.[14] Die Beamten müssen aber in der Lage sein schweres Material, wie einen Schlauchtragekorb, über mehrere Stockwerke zu tragen, über einen längeren Zeitraum anstrengende Einsatzarbeiten zu verrichten, Menschenleben zu retten und dabei weder sich selbst, noch andere in Lebensgefahr zu bringen. Die Einstellungsvoraussetzungen für die Berufslaufbahn des Feuerwehrmannes sind demnach vielfältig und können der offiziellen Internetseite entnommen werden. Das Schwimmabzeichen in Silber, ein ärztlicher Nachweis der gesundheitlichen Eignung sowie ein umfangreicher Sporttest sind nur einige der dort genannten Anforderungen.

Während der sportlichen Eignungsprüfung müssen die Bewerber eine 30m hohe Leiter hinauf steigen, Gewichte heben und sich innerhalb einer gewissen Zeit mit Gewichten in den siebten Stock begeben. Des Weiteren müssen ein Hindernisparcour, Bocksprünge und Hocksprünge gemeistert werden.[15] Im Verlauf des Arbeitsverhältnisses muss jeder Feuerwehrmann und somit auch jeder Feuerwehrmann, der im Rettungsdienst tätig ist, eine jährliche Tauglichkeitsprüfung ablegen. Diese überprüft die Fitness und gesundheitliche Eignung der Beamten.[16] Die Finanzierung der Feuerwehr wird durch die Stadt übernommen. Hierfür stehen laut Haushaltsplan der Stadt etwa 78 Millionen Euro zur Verfügung, wofür auch ein Teil für die sportliche Förderung vorgesehen ist.[17] Zur Vorbereitung auf die jährli-

---

[14] O.V. (2002): *Feuerwehrdienstvorschrift 7 – Atemschutz*, S. 7
[15] Feuerwehr Frankfurt am Main (2018): *Auswahlverfahren Berufsfeuerwehr Frankfurt am Main*
[16] Marten, David/Weiss Sebastian (2011): Qualitätssicherung bei der Personalauswahl von Einsatzkräften in der Gefahrenabwehr, in: *VM Verwaltung und Management*, 17 (5), 2011, S. 270-275
[17] Reimann, Wiebke (2018): *Haushalt 2019: sozial und stark-gemeinsam Frankfurts Zukunft sichern.* In: Stadt Frankfurt am Main;
https://www.frankfurt.de/sixcms/media.php/738/Brosch%C3%BCre_Haushaltsentwurf_2019.pdf
[Zugriff: 26.11.2018]

che Tauglichkeitsprüfung werden den Mitarbeitern Sporträume mit Sportgeräten zur Verfügung gestellt. Auch das Personal, das derzeit im Rettungsdienst tätig ist, ist dazu verpflichtet, das gesamte finanzierte Sportangebot aus ihrem Hauptarbeitszweig zu nutzen.

2.1.2 Hilfsorganisation als Arbeitgeber

Der zweite untersuchte Arbeitgeber ist eine gemeinnützige Hilfsorganisation. Die Finanzierung des Rettungsdienstes von den Unterkünften bis hin zum Verbrauchsmaterial muss daher jährlich nach dem Selbstdeckungsprinzip zwischen dem Dienstleister und den Krankenkassen neu ausgehandelt werden.[18] Die Refinanzierung erfolgt durch die Abrechnung der Patiententransporte. Die Organisation muss den verhandelten Finanzplan erfüllen. Das bedeutet, dass die Fahrzeuge unbedingt besetzt und im Dienst sein müssen. Das Personal muss dafür also zwingend vorhanden sein. Dieser Druck zwingt die Hilfsorganisation dazu, die Einstellungsvoraussetzungen einfach zu halten. Die vorhandene berufliche Qualifikation ist folglich ausreichend, die körperlichen Voraussetzungen werden nicht überprüft.[19] Das Rettungsdienstgesetz macht zudem Vorgaben, welches Fitnesslevel die Rettungsdienstmitarbeiter haben müssen. Zudem fehlt während des Diensts oftmals die Zeit, um sich sportlich zu betätigen, da die maximale Arbeitszeit vollständig für die Besetzung von Fahrzeugen benötigt wird. Das bedeutet, dass die Vorbereitung auf die Anforderungen im Rettungsdienst eigenständig und außerhalb der Dienstzeiten erfolgen muss. Die Auswertung des selbstdurchgeführten Interviews unter den Mitarbeitern der Hauptfeuerwache ergab, dass diese keine Motivation haben, Sport eigenverantwortlich zu betreiben. Dies liege an der fehlenden Verpflichtung und daraus resultierenden Bequemlichkeit. Die unregelmäßigen Arbeitszeiten führten zudem zu einer allgemeinen Erschöpfung, die Sport, der als zusätzliche Belastung empfunden wird, unattraktiv macht.[20]

2.1.3 Hauptfeuerwache

Die Hauptfeuerwache deckt die nördlichen Stadtteile der Metropole ab. Die Berufsfeuerwehr ist hier gemeinsam mit der Hilfsorganisation stationiert, jedoch

---

[18] Armgart, Carina (2016): Organisation des Gesundheitswesens in Deutschland, in: Luxem, Jürgen/Klaus Runggaldier/Harald Karutz/Frank Flake (Hrsg.), *Notfallsanitäter heute*, 6. Auflage, München: Elsevier, Urban & Fischer, 2016, S. 1029 - 1045
[19] s. Anlage 1.1
[20] s. Anlage 1

räumlich voneinander getrennt. Auf dieser Wache sind fünf Rettungswagen stationiert, zwei davon fahren rund um die Uhr. Eines wird von der Berufsfeuerwehr und das andere von der Hilfsorganisation besetzt. Die Fahrzeuge werden im zwei-Schicht-System besetzt. Die Anwesenheitszeit pro Dienst beträgt zwölf Stunden. Den internen Aufzeichnungen der Leitstelle ist zu entnehmen, dass das Einsatzaufkommen, mit durchschnittlich zehn Einsätzen pro Dienst und Fahrzeug, sehr hoch ist. Die Alarmierung erfolgt für beide Fahrzeuge abwechselnd. Die Länge eines Einsatzes beträgt im Durchschnitt eine Stunde, sodass die Anwesenheitszeit fast der geleisteten Arbeitszeit entspricht. Diese Voraussetzungen erlauben, dass in der Untersuchung ein Vergleich der beiden 24h- Rettungsmittel vorgenommen werden kann. Die Hauptfeuerwache ist zweistöckig. Die Fahrzeuge stehen ebenerdig in der Halle, die Aufenthaltsräume sowie die Sanitärräume aller Mitarbeiter befinden sich im zweiten Obergeschoss. Die Mitarbeiter haben somit am Tag mehrfach eine Vielzahl an Treppen zu bewältigen, diese Information muss bei der späteren Auswertung der Daten berücksichtigt werden. Der Ausbau der Feuerwache wurde durch die Stadt finanziert und beinhaltet eine große Küche mit Gemeinschaftsraum, einen Geräteraum und eine Sporthalle mit Sauna.[21] Alle Mitarbeiter der Berufsfeuerwehr, unabhängig von ihrer täglich wechselnden Funktion, haben Zugang zu diesen Räumlichkeiten. Der Rettungsdienstbereich, der für die Hilfsorganisation zur Miete zur Verfügung steht, hat lediglich einen Aufenthaltsraum mit kleiner Küchenzeile, da durch die unterschiedlichen finanziellen Mittel, weniger für den Ausbau zur Verfügung steht.

2.2 Stand der Forschung

Es gibt diverse Studien, die die Anforderungen im Rettungsdienst und deren Folgen für das Rettungspersonal untersucht haben. Gerhard Nadler legt in einer Publikation aus dem Jahr 2017 körperlichen Anforderungen an die Mitarbeiter im Rettungsdienst dar. Auf dem Weg zur Einsatzstelle ist schnelles Gehen sowie Treppensteigen inklusive der gesamten Notfallausrüstung in circa 50% der Einsätze erforderlich. Vor Ort muss in fast jedem zweiten Einsatz der Patient umgelagert und getragen werden. Hierbei überwiegen Situationen, bei denen das Tragen unter schwierigen Bedingungen stattfindet, wie etwa das Überwinden steiler Treppen.[22] Dieser Einblick in den Arbeitsalltag der Rettungsdienstmitarbeiter lässt bereits vermuten, dass das Rettungsdienstpersonal bestimmte körperliche Vor-

---

[21] Reimann, 2018
[22] Nadler, Gerhard (2017): Körperliche Leistungsfähigkeit und Gesundheit von Rettungsfachpersonal, in: Nadler, Gerhard (Hrsg.), *Organisation und Recht des Rettungswesens*, Band 1, Hamburg: Diplomica Verlag GmbH, 2017, S. 10-15

aussetzungen erfüllen sollte, um den Anforderungen ihres Berufes gerecht werden zu können. Ob diese Voraussetzungen allerdings erfüllt werden, kann aufgrund der fehlenden sportlichen Überprüfung nicht nachgewiesen werden. Eine weitere Studie hat das Verhältnis zwischen Fitness und der Gesamtleistung in einem Rettungseinsatz untersucht. Hierzu wurde ein Personenrettungseinsatz durch eine Berufsfeuerwehr simuliert. Zur Beurteilung der Fitness wurden verschiedene Variablen, wie die aeroben Ausdauerfähigkeit, die Maximalkraftfähigkeit und die Kraftausdauer sowie die Körperzusammensetzung erhoben. Das Ergebnis der Studie zeigte, dass es eine Korrelation zwischen der Dauer des Rettungsszenarios und den Fitnessvariablen gibt. Zusammenfassend lässt sich sagen, dass je höher das Fitnesslevel der Feuerwehrleute war, desto besser schnitten die Probanden in der Einsatzsimulation ab.[23] Eine Studie von Heringshausen im Jahr 2010 hat ergeben, dass eine Steigerung der Attraktivität und der Lebensarbeitszeit im Rettungsdienst erforderlich ist, um die Qualität der notfallmedizinischen Versorgung in Deutschland langfristig zu sichern. Die Studie lieferte hierzu zwei Lösungsansätze, zum einen sollten die Arbeitsbedingungen im Rettungsdienst überarbeitet werden und zum anderen sollte die Arbeitsfähigkeit durch gesundheitliche Förderung des Personals verbessert werden.[24] Alexander zur Mühlen et al. belegten, dass in ihrer Studie schweres Heben und Tragen als die größte Belastung im Rettungsdienst angegeben wurde. Die Verbesserungsvorschläge beriefen sich auf eine Verbesserung der Transportsysteme.[25] In einer weiteren Studie wurde gezeigt, dass die hohe Belastung durch anstrengende und ungünstige Arbeitsbedingungen relativ hoch ausgeprägt war, die Selbsteinschätzung der Gesundheit der Mitarbeiter allerdings kaum herabgesetzt. Alle Studien zeigen, dass der Rettungsdienst eine körperlich anstrengende Tätigkeit darstellt und dass verschiedene Lösungsvorschläge zur Verbesserung der Belastung der Mitarbeiter erstellt wurden.

[23] Myhre, L./D. Tucker/D. Bauer/J. Fischer (1997): *Relationship between Selected Measures of Physical Fitness and Performance of a Simulated Fire Fighting Emergency Task*, Texas: United States Air Force Armstrong Laboratory
[24] Heringshausen, G./N. Nübling/ G. Brauchle (2010): Arbeitsplatz Rettungsdienst – Arbeitsfähigkeit als Indikator für Arbeitsbedingungen im Rettungsdienst, in: *Zentralblatt Arbeitsmedizin*, 60, 2010, S. 76–84
[25] zur Mühlen, Dr.med. Alexander/Dr. med. Bettina Heese/Dr. med. Stephanie Haupt (2005): *Arbeits- und Gesundheitsschutz für Beschäftigte im Rettungsdienst*, in: Ergo Med, 6, 2005, S. 169-177

2.2.1 Körperliche Fitness im Rettungsdienst

Der aktuelle Wissenstand zeigt allerdings, dass die körperliche Fitness von Rettungsdienst Mitarbeitern auf Eigenverantwortung beruht. Es gibt keine gesetzliche Regelung bezüglich der Sportlichkeit von Rettungsfachpersonal. Daher ist es nicht verwunderlich, dass wissenschaftlich belegt werden kann, dass zwei Drittel aller Angestellten im Rettungsdienst in Deutschland adipös sind.[26] Festgestellt wurde dies über eine Erhebung des Body Mass Index. Dieser stellt eine Relation zwischen Größe und Gewicht eines Menschen her, kann jedoch keine differenzierte Aussage treffen, wenn ein hoher Anteil von Muskelmasse das Gewicht bestimmt.[27] Der erhöhte Body-Mass-Index scheint hier allerdings durch einen zu hohen Fettanteil ausgelöst zu sein und nicht durch einen sehr ausgeprägten Muskelaufbau.[28] Adipositas entsteht durch eine unausgewogene Balance zwischen Energiezufuhr und Energieverbrauch.[29] Das Übergewicht führt nicht nur zu gesundheitlichen Einschränkungen, sondern hat auch einen negativen Einfluss auf die körperliche Leistungsfähigkeit.[30] Zusätzlich fördert es ein schnell eintretendes Erschöpfungsgefühl.[31] Wenn man an Adipositas leidet, ist die Belastbarkeit herabgesetzt und schwere körperliche Arbeit ist kaum zu verrichten.[32] Adipositas kann verschiedene Ursachen, wie eine genetische Disposition, Medikamenteneinnahme aber auch Bewegungsmangel und unausgewogene Ernährung, haben.[33] Die letzten beiden Aspekte könnten durch gesteuerte und verpflichtende betriebliche Gesundheitsfürsorge beeinflusst werden, in etwa so wie die Berufsfeuerwehren es handhaben. Aufgrund der Länge der Arbeitszeiten im Rettungsdienst muss natürlich auch auf die Ernährung geachtet werden. Auf Feuerwachen bereiten die Kollegen Essen frisch vor, da im Brandschutz die Einsatzfrequenz oft nicht so hoch ist und stellen es notfalls warm, falls das Personal, das aktuell einen Rettungswagen besetzt noch unterwegs ist. Dieses Ritual kann ebenfalls zu einer gesunden körperlichen

---

[26] Schumann, Heiko (2012): *Rettungsdienst am Limit - Gesundheit von Einsatzkräften im Rettungsdienst (GERD®): ein Vergleich zwischen der Berufsfeuerwehr und den Hilfsorganisationen.* Hamburg: Diplomica Verlag, 2012, S. 36-45
[27] Hauner, Hans/Aloys Berg (2009): Körperliche Bewegung zur Prävention und Behandlung der Adipositas, in: *Deutsches Ärzteblatt*, 97 (12), 2000, S. 768–774
[28] Schumann, 2012, S. 36-45
[29] Wechsler, Johannes Georg (Hrsg.) (2003): *Adipositas: Ursachen und Therapie*, 47-612. Auflage, Berlin: Blackwell, 2003, S.47-61, S. 201-204
[30] Nadler, 2017, S.12
[31] Rütten, Alfred/Karim Abu-Omar/Thomas Lampert/Thomas Ziese (2005): Körperliche Aktivität, in: Robert-Koch-Institut (Hrsg.), *Gesundheitsberichterstattung des Bundes*, 26 (2005), Berlin: Robert Koch-Institut, S. 7-11
[32] Hauner, 2009, S. 774
[33] Wirth, Alfred/ Martin Wabitsch/Hans Hauner (2014): Prävention und Therapie der Adipositas, in: *Deutsches Ärzteblatt*,111(42), S. 705-713

Verfassung beitragen.[34] So können frische Mahlzeiten zubereitet werden und es muss keine schnelle Nahrungsaufnahme auf der Straße mit Fast Food erfolgen. Mitarbeiter einer Hilfsorganisation müssen sich selbstverpflegen, die kann je nach Einsatzaufkommen zu Komplikationen, wie abgebrochene oder kalte Mahlzeiten, führen. Dennoch belegen Studien, dass eine ausgewogene und gesunde Ernährung im Rettungsdienst möglich zu sein scheint, es wird dazu geraten morgens ein reichhaltiges Frühstück mit auf die Wache zu bringen, statt sich unterwegs zum Beispiel ein süßes Teilchen zu holen. Zudem wird empfohlen vorgekochte Mahlzeit aufzuwärmen und somit auf Fast Food zu verzichten.[35] Diese Studie bezieht jedoch nicht das möglicherweise hohe Einsatzaufkommen in der Großstadtrettung mit ein. Selbst wenn die Mitarbeiter ihr vorbereitetes Essen dabeihaben, ist es durchaus vorstellbar, dass sie es zwischen den Einsätzen nicht zurück auf die Wache schaffen oder die Zeit im Aufenthaltsraum nur für das Erwärmen, nicht aber für die Nahrungsaufnahme ausreichend ist.[36] Hilfsorganisationen wie der Malteser Hilfsdienst geben auf ihrer offiziellen Homepage an, ihre Mitarbeiter durch Bereitstellen von frischem Obst und finanzieller Unterstützung bei sportlicher Freizeitaktivität zu fördern.[37] Es gibt allerdings keine Evaluation, ob die Angebote genutzt werden und welche Auswirkung sie haben. Das Deutsche Rote Kreuz in Gelnhausen, auch eine gemeinnützige Organisation hat sich entschlossen eine betriebliche Gesundheitsförderung einzuführen. Die Besonderheit dort ist der individuell erstellte Sporttest, den sie in ihre Einstellungsvoraussetzungen integriert haben. Der Test überprüft, wie weit die bereits erwähnten sportlich notwendigen Kompetenzen wie Ausdauer, Beweglichkeit und Kraft, vorhanden sind.[38] Dieses Pilotprojekt ist eine Eigeninitiative des Ortsverbandes und nicht flächendeckend umgesetzt oder anerkannt. Es fehlen auch hier wissenschaftlich evaluierte Kriterien für einen berufsbezogenen Test. Hierunter fällt unter anderem die Frage nach einer differenzierten Anforderung je nach Geschlecht. Ein Auswahlverfahren könnte die Gleichberechtigung der Eintrittschancen minimieren und ist daher gesellschaftspolitisch fraglich.[39]

---

[34] Berg, A. (2003): Körperliche Aktivität und Übergewicht - was können Sport und Bewegung leisten? In: *Aktuelle Ernährungsmedizin*, 2 (5), 2003, S. 292–299
[35] Holtz, Maik/ Stephan Korupp (2014): Mal schnell was essen – Ernährung im Rettungsdienst. In: *retten!* 3 (1), 2014, S. 14–17
[36] s. Anlage 1
[37] O.V. (2019): *Gesundheitsförderung und Prävention*, in: Malteser Hilfsdienst
URL: https://www.malteser.de/gesundheitsfoerderung-und-praevention.html [Zugriff: 21.3.2019]
[38] s. Anlage 2
[39] Ohlendorf, D./ D. Klingelhöfer/D. A. Groneberg/M. Spallek (2017): Fit für den Beruf? Überlegungen zu Leistungstests für Berufsgruppen mit hohen physischen Anforderungen. In: *Zentralblatt für Arbeitsmedizin, Arbeitsschutz und Ergonomie*, 67 (2), 2017, S. 118–122

2.2.2 Betriebliche Gesundheitsfürsorge - Dienstsport

Die Arbeitswelt hat sich in den letzten 20 Jahren besonders stark gewandelt. Die Menschen werden weitestgehend entlastet und Maschinen übernehmen schwere körperliche Tätigkeiten, sodass die Menschheit körperlich inaktiv werden kann. Dies führt zu weniger Bewegung und damit in vielen Fällen und ohne sportliche Betätigung zur Gewichtszunahme mit negativen Auswirkungen auf die Gesundheit des Mitarbeiters. Zudem gibt es durch den demographischen Wandel einen erhöhten Anteil von Älteren unter den Arbeitenden.[40] Präsentismus beschreibt das Phänomen, dass Menschen aus gesundheitlichen Gründen oft nur noch eingeschränkt leistungsfähig sind. Allerdings bleibt der Mensch weiterhin die einzige nicht maschinelle Ressource, die, vor allem in Zeiten von Fachkräftemangel, in verschiedensten Arbeitsbereichen, eine wertvolle und begehrte Rolle spielt.[41] Diese Ressource zu schützen, gesund und damit leistungsfähig zu halten sollte daher im Interesse eines jeden Arbeitgebers liegen. Die Bereiche Gesundheit und Arbeit sind in der heutigen Zeit also eng miteinander verknüpft. Die Arbeit hat einen Einfluss auf die Gesundheit und die Gesundheit wiederum ist essentiell wichtig für die Produktivität des Arbeitnehmers.[42]

Die betriebliche Gesundheitsförderung ist ein geeignetes Mittel auf die gesundheitlichen Beanspruchungen der Mitarbeiter angemessen zu reagieren. „Um die Gesundheit, die Leistungsfähigkeit und das Wohlbefinden der Beschäftigten zu fördern, werden Arbeitsmittel, Arbeitsumgebung, Arbeitszeit, Arbeitsorganisation, Sozialbeziehung, individuelle Anpassungen und unterstützendes Umfeld einbezogen." [43] Die Einführung von Dienstsport ist eine Form der betrieblichen Gesundheitsförderung und sollte vorteilhaft für Arbeitgeber und Arbeitnehmer gestaltet werden. In der Theorie soll die als zu hoch empfundene Arbeitsbelastung durch sportliche Aktivität reduziert werden, da gesundheitlichen Beschwerden verringert und das Wohlbefinden gesteigert werden kann. Die daraus resultierende höhere Leistungsfähigkeit lässt das Gefühl der Arbeitsbelastung sinken. Die Arbeitszufriedenheit und das Selbstwertgefühl werden gesteigert und somit auch die eigene

[40] Wilke, C./ K. Krämer/B. Biallas/I. Froböse (2012): Lebensqualität und körperliche Aktivität im betrieblichen Kontext. In: *Prävention und Gesundheitsförderung*, 7 (1), 2012, S. 56–61
[41] Hasselhorn, H. M/B.H. Müller (2005): Arbeitsbelastung und -beanspruchung bei Pflegepersonal in Europa — Ergebnisse der Next-Studie. In: Badura, Bernhard/Henner Schellschmidt/Christian Vetter (Hrsg.): *Fehlzeiten-Report 2004*. Berlin/Heidelberg: Springer-Verlag, 2005, S. 21–47
[42] Badura, Bernhard. (2001): Betriebliches Gesundheitsmanagement. Was ist das, und wie lässt es sich erfolgreich praktizieren? In: *Bundesgesundheitsblatt-Gesundheitsforschung-Gesundheitsschutz*, 8 (2001), S. 780-800
[43] Bundesministerium für Gesundheit (2019): Betriebliche Gesundheitsförderung-Was steckt dahinter? In: *Bundesministerium für Gesundheit*, 2019, URL:https://www.bundesgesundheitsministerium.de/themen/praevention/betriebliche-gesundheitsfoerderung/was-steckt-dahinter.html [Zugriff: 07.06.2019]

Lebensqualität. Zudem verbindet Sport die Mitarbeiter, steigert also das Gemein-schaftsgefühl.[44] Die Betriebsatmosphäre kann dadurch verbessert werden. Der positive Einfluss von Dienstsport beschränkt sich also nicht nur auf die physische Komponente, sondern auch auf den psychischen Effekt.[45] Die Sportwissenschaft hat ausreichende Belege für den positiven Einfluss von Sport- und Bewegungs-programmen.[46] [47] Die Weltgesundheitsorganisation empfiehlt eine Aktivitätszeit von 2,5h pro Woche.[43]

Stellt man sich nun vor, dass ein untrainierter Mitarbeiter keine muskelbedingte Sicherung der Gelenke und der Wirbelsäule hat, kann es zu einer Überbelastung mit schwerwiegenden gesundheitlichen Schäden kommen. Der Muskelaufbau stellt somit eine wirkungsvolle Prophylaxe gegen Verletzungen dar.[49] [50] Doch der Muskelaufbau ist kein automatischer Prozess und nicht einfach aufrecht zu erhalten. Der Rettungsdienst hat keine, zum gewöhnlichen Rentenalter, vorge-schriebenen Altersbeschränkung. Dies bedeutet, dass Mitarbeiter ohne sportliche Betätigung von der Sarkopenie betroffen sind. Im Alter kommt es dabei zu einer schrittweisen, aber natürlichen Abnahme der Skelettmuskulatur. Der damit einher-gehende Kraftverlust sowie die funktionellen Einschränkungen haben allerdings eine negative Auswirkung auf die Leistungsfähigkeit.[51] Durch Krafttraining können Muskulatur und Kraftfähigkeiten bis zum Ende der beruflichen Laufbahn auf einem hohen Niveau gehalten werden.[52] Ein regelmäßiges Ausdauertraining verbessert das Durchhaltevermögen eine Leistung ohne vorzeitige Erschöpfung durchführen zu können.[53] Dies ist vor allem in der Menschenrettung ein wichtiger Aspekt. Die

[44] Metzenthin, S./ K. Tischhäuser (1996): Auswirkungen des Sporttreibens auf Selbstkonzept und psychisches Wohlbefinden. Zürich: Studentendruckerei Zürich, 1996
[45] Lippke, Sonia/Claus Vögele (2006): Sport und körperliche Aktivität, in: Renneberg, Babette/ Philipp Hammelstein (Hrsg.): Gesundheitspsychologie. Berlin, Heidelberg: Springer Berlin Heidel-berg, S. 195–216
[46] Lampert, T./ G.B.M. Mensink/T. Ziese (2005): Sport und Gesundheit bei Erwachsenen in Deutschland, in: Bundesgesundheitsblatt-Gesundheitsforschung-Gesundheitsschutz, 48(12), 2005, S.1357-1365
[47] Wenninger, Silke/Ferdinand Gröber/ Klaus Bös (2007): Betriebliche Sport-und Bewegungsförde-rung, in: Fuchs, Reinhard/Wiebke Göhner/Harald Seelig (Hrsg.), Aufbau eines körperlich-aktiven Lebensstils, Göttingen: Hogrefe Verlag GmbH, 2007, S. 235-254
[48] Krug, Susanne/ Susanne Jordan/Stephan Müters/Jonas Finger (2013): Körperliche Aktivität, in: Bundesgesundheitsblatt-Gesundheitsforschung-Gesundheitsschutz, 56 (5-6), 2013. S. 765-771
[49] Gottlob, Axel (2001): Differenziertes Krafttraining mit Schwerpunkt Wirbelsäule, 1. Auflage, München-Jena: Elsevier, Urban & Fischer, 2001, S. 14-25
[50] Wirth, K./M. Zawieja/A. Schlumberger/H. Hartmann (2012): Krafttraining im Leistungssport. Theoretische und praktische Grundlagen für Trainer und Athleten. Köln: Sportverlag Strauß
[51] Andersen, Jesper/Peter Schjerling/ Bengt Saltin (2001): Muskeln, Gene und Leistungssport, in: Spektrum der Wissenschaft, 3 (2001), S. 70-75
[52] Jeschke, Dieter/ Karlheinz Zeilberger (2004): Altern und körperliche Aktivität, in: Deutsches Ärzteblatt, 101 (12), 2004, S. 789-798
[53] Harre, Hans Dietrich. (2003): Training der Ausdauer, in: Schnabel, Günter/Hans-Dietrich Harre/Jürgen Krug (Hrsg.), Trainingswissenschaft, Leistung, Training, Wettkampf, München: Sportverlag Berlin, 2003, S. 315-329

Thoraxkompressionen bei einer Reanimation sollten zum Beispiel zu jedem Zeitpunkt fortlaufend adäquat durchgeführt werden können ohne einen durch Erschöpfung geschuldeten Qualitätsverlust. Auch das Regenerationsvermögen wird durch regelmäßige sportliche Betätigung verbessert und der Umgang mit Problemen einfacher.[54] Der Arbeitgeber profitiert von der Reduzierung der Arbeitsunfähigkeit und der effektiveren Arbeit ihrer Angestellten, denn aktive Menschen sind kognitiv leistungsfähiger.[55] Die Bewegung fördert die Leistungsfähigkeit und reduziert eine schnelle Ermüdung und Reizbarkeit.[56] Besonders für körperlich fordernde Berufe ist eine physische Leistungsfähigkeit zwingend notwendig und eine betriebliche Gesundheitsvorsorge wäre hier dringend erforderlich. Doch es existieren kaum Angebote.[57] Der Handlungsbedarf ist aber gerade in diesen Berufen besonders groß, doch fast nirgends sind die Ressourcen so gering. Gesundheitsberufe, in denen eine besondere körperliche Tätigkeit gefordert wird, sind zumeist auch sehr belastungsintensiv, sodass sich die Mitarbeiter meist rein durch ihren Arbeitsalltag körperlich erschöpft fühlen. Die täglichen Aufgaben erfüllen jedoch nicht die gesundheitsfördernden Kriterien einer gezielten körperlichen Aktivität. Es ist nicht nur der bereits anstrengende Beruf, der die Einführung von Dienstsport erschwert, auch die Arbeitszeiten im Schichtdienst und der Mangel an Personal lassen kaum Reserven dafür übrig.[58] Es erfolgt in fast jedem Unternehmen regelmäßig eine Qualitätskontrolle, die sich jedoch selten mit der dort herrschenden betrieblichen Gesundheitsfürsorge befasst. Der bereits genannte positive Effekt, der durch eine Förderung der Gesundheit durch den Arbeitnehmer entstehen kann, ist in vielen Firmen durch fehlende Evaluation nicht gesichert. Es existieren kaum zugeschnittenen Programme für den jeweiligen Bedarf eines Unternehmens und keine Bedarfsanalysen.[59] Der Erfolg des Bewegungsangebotes wird nur dann sichtbar, wenn auch die Mitarbeiter erreicht werden, die eine sportliche Bewegung am nötigsten haben, zum Beispiel aufgrund von Adipositas.[60] Es ist allerdings sehr unwahrscheinlich, dass der Arbeitgeber diese Angestellten

---

[54] Paluska, S./ T. Schwenk (2000): Physical activity and mental health: current concepts. In: *Sport med*, 29 (3), 2000, S. 167-180

[55] Wenninger, S./ F. Gröbe (2006): Sport-und Bewegungsprogramme in der Betrieblichen Gesundheitsförderung. In: *B & G*, 22 (4), 2006, S.142-145

[56] Mitterbauer, Günther (1994): *Neue Wege für den Betriebssport - präventivorientierte Bewegungsangebote zur Förderung von Gesundheit, Fitness und Wohlbefinden als gemeinsames Unternehmensziel von ArbeitgeberInnen und ArbeitnehmerInnen*, Innsbruck: Sports-Consulting, 1994, S. 87-102

[57] Dix, Katharina (2009): Gesundheitsförderung im RD: Welche Belastungen wirken auf die Mitarbeiter ein? In: *Rettungsdienst*, 32 (11), 2009, S. 20-24

[58] Spicker, Ingrid/ Anna Schopf (2007): *Betriebliche Gesundheitsförderung erfolgreich umsetzen: Praxishandbuch für Pflege- und Sozialdienste*, 1. Auflage, Wien: Springer Verlag Wien, 2007, S. 7-22

[59] Huber, G. (2013): Betriebliche Gesundheitsförderung: Ein Update zu Konzepten, Tendenzen und Forschungsstand, in: *B&G Bewegungstherapie und Gesundheitssport*, 29(02), 2013, S. 46-50

[60] Huber, G. (2010): Betriebliche Gesundheitsförderung- nur mit Evaluation langfristig erfolgreich, in: *B&G Bewegungstherapie und Gesundheitssport*, 26 (5), 2010, S. 223-22

motivieren kann, denn vor allem untrainierten Menschen fällt das Training schwer. Der Trainingsbeginn kann sehr ermüdend sein und von Muskelkater begleitet werden. Die Mitarbeiter müssten trotz Anfangsschwierigkeiten durchhalten, denn nur die Kontinuität führt zu einem sichtbaren Erfolg. Es ist daher davon auszugehen, dass besonders übergewichtige Personen eine freiwillige sportliche Betätigung bereits im Ansatz abbrechen. Ihre Einschätzung, wie Sport wirkt und welche Leistung sie erbringen können, ist oftmals unrealistisch. Das bedeutet auch eine Anpassung an das Leistungsniveau der jeweiligen Mitarbeiter ist nur sehr schwer umzusetzen. Der betriebliche Dienstsport ist jedoch nur anzuwenden, wenn das gesamte Team an dem angebotenen Programm teilnimmt und auch leistungsmäßig mithalten kann. Sobald es Außenseiter gibt, die sich distanzieren, fehlt die notwendige Disziplin und das System scheitert. Die fehlende Motivation zu sportlicher Aktivität ist das Abbild einer eingeschränkten positiven psychischen Verfassung, die wiederum nicht verbessert wird, wenn keine Bewegung ins Spiel kommt. Es entsteht ein Teufelskreis.[61] Untrainierte und gesundheitlich vorbelastete Menschen sind zudem einer erhöhten Gefahr von Fehlbelastungen oder Unfällen während einer körperlichen Aktivität ausgesetzt. Eine Studie der Bundeswehr aus dem Jahr 2011 gab zu bedenken, dass die Teilnehmer am Dienstsports in der jeweiligen Sportart nicht trainiert sind, auch wenn eine Grundfitness besteht. Das bedeutet, dass die Gefahr besteht sich während des Dienstsports Verletzungen zuzuziehen. Sportverletzungen, die während des Dienstsports passieren können und zu einem Ausfall des Personals statt einer Förderung führen zeigte die Studie ebenfalls auf.[62] Fußball, als Mannschaftsport und somit fördernd für den Zusammenhalt im Team, gilt als die verletzungsträchtigste Sportart. Mannschaftssport wird in dieser Untersuchung generell als gefährlicher bewertet als Individualsport, wie Schwimmen oder Kraftsport. Weniger verletzungsanfällig wurden Sportabzeichen, wie das bekannte Deutsche Sportabzeichen, bewertet. Die Studie konnte keinen gesicherten Transfer von sportlicher Leistungsfähigkeit, trainiert durch klassische Mannschaftssportarten, wie Fußball und Handball, zu der geforderten Einsatzfitness, nachweisen. Es ist daher abzuwägen, ob unspezifischer Dienstsport im Verhältnis zu den möglichen Verletzungen und damit einhergehenden Ausfallzeiten steht. Die Studie kam zu dem Fazit, dass Sport während des Dienstes durchaus sinnvoll ist, jedoch spezifisch an die Berufsgruppe angepasst werden sollte. Individualsportarten scheinen in einem guten Verhältnis zur geforderten

[61] Lippke, Sonia/Claus Vögele (2006) Sport und körperliche Aktivität, in: Renneberg, Babette/ Philipp Hammelstein (Hrsg.): Gesundheitspsychologie. Berlin, Heidelberg: Springer Berlin Heidelberg, S. 195–216
[62] Sammito, S. (2011): Sportverletzungen beim Dienstsport - eine Risikobewertung. In: Sportverletzung · Sportschaden, Band 25, Ausgabe 01, 3.2011, S. 50–55

Aufrechterhaltung und Steigerung der Leistungsfähigkeit zu stehen, ohne zu große Verletzungsrisiken einzugehen.[63]

2.2.3 Internationaler Vergleich

Im internationalen Vergleich der Rettungsdienste, gegenüber dem Untersuchungs-land Deutschland, und somit der Hauptfeuerwache in der Großstadt, wird dem Thema Sportlichkeit der Mitarbeiter mehr Aufmerksamkeit geschenkt. Stellvertre-tend werden hier die Gegebenheiten in England und in Finnland analysiert. Diese beiden Länder wurden ausgewählt, da die Ausarbeitung aller Sportkonzepte, die es international im Rettungsdienst gibt, den Rahmen der Arbeit sprengen würden. In England ist der sportliche Eignungstest flächendeckend verpflichtend. Die Maßstäbe sind für jeden Bewerber zugänglich, sodass ein Vorbereitungstraining möglich ist. Der Sporttest überprüft sowohl die generelle Muskelkraft als auch die Ausdauer. Die Anforderungen sind bei jedem Arbeitgeber identisch vorgegeben, nur die Art der Ausführung variiert. Der Test nennt sich Paramedic Evaluation Test.[64] Es gibt ausschließlich körperliche Tests, die im direkten Zusammenhang zum Berufsbild stehen. Hierunter zählen ausreichende Kraft in den Extremitäten und im Rücken, um die Patienten ohne Problem zu heben. Ausreichend Kraft in den Bauchmuskeln ist erforderlich für eine adäquate Herz-Druck-Massage. Eine ausgeprägte Rückenmuskulatur muss vorhanden sein, um beim Heben von schweren Gewichten die eigene Gefährdung so gering wie möglich zu halten. Die Ausdauer wird getestet, um sicher zu gehen, dass das Personal schnell Gehen und die Treppen steigen kann, auch unter Belastung in Form von Gewichten und unter Zeitdruck und diese auch über einen längeren Zeitraum halten kann. In Finnland hat eine Studie über die Fitness von angehenden Paramedics, die bereits bestehende Forderung nach körperlicher Eignung bei Berufseintritt bestä-tigt.[65] Die Untersuchung sollte die Fitness der Auszubildenden über ein Jahr hinweg beurteilen. Die Studenten erhielten auf sie angepasste Übungen mit dem Ziel herauszufinden, ob diese ihre körperliche Fitness verbessern und ihnen helfen würde die Anforderungen ihres Berufes einfacher und besser zu meistern. Das Ergebnis der Studie zeigte, dass sich alle Studierende hinsichtlich ihrer Fitness, gemessen durch den Sauerstoffverbrauch und der Herzfrequenz während der Übungen, auf demselben Stand gehalten haben oder sogar verbessert haben.[66]

---

[63] Sammito, 2011, S. 50-55
[64] s. Anlage 3
[65] Rasi, Matias (2014): *Comparing Emergency medical services and paramedic education between Finnland and England* (Bachelorarbeit), Universität Savonia Finnland, 2014, S. 1-79
[66] Paakkonen, Heikki/ Ring, Joachim Ring/Jyrki Kettungen (2018): Physical fitness of paramedic students during vocational training - a follow-up study. In: *Irish Journal of Paramedicine*, 3 (1), 2018

Es ist sehr wichtig, dass diese angehenden Paramedics schon zu Beginn der Ausbildung zu einer ausgewogenen Lebensweise inklusive sportlicher Leistung motiviert werden, um den körperlichen Belastungen der Arbeitswelt Stand zu halten. Die beiden herangezogenen Vergleichsländer zeigen, dass bei ihnen die körperliche Verfassung der Paramedics eine wesentliche Rolle spielt. Es besteht ein Interesse an gesunden Mitarbeitern, einer hohen Qualität des Rettungsdienstes und einer stetig fortschreitenden Verbesserung.

3 Experiment

Die Frage, wie es um die aktuelle physische Belastung und Beanspruchungsintensität der Mitarbeiter im Rettungsdienst einer Großstadt bestellt ist, soll durch ein Experiment beantwortet werden. Dieses wird auf der dortigen Hauptfeuerwache durchgeführt. Es handelt sich dabei um einen Standort mit ausreichend Mitarbeiter, damit für die Auswertung valide Ergebnisse vorliegen. Zum Zeitpunkt der Untersuchung sind dort 56 Mitarbeiter unterschiedlichen Geschlechts, Alters, Gewichts, Dienstjahre und Fitnesszustand beschäftigt. An dem Experiment nehmen 28 Mitarbeiter der Berufsfeuerwehr und 28 Mitarbeiter der Hilfsorganisation teil. Jede Organisation besetzt dort auf der Wache einen 24-Stunden Rettungswagen. Die Dienstzeiten belaufen sich in beiden Gruppen auf je zwölf Stunden, unterteilt in Tag- und Nachtschicht. Da das Arbeiten während der Nacht Auswirkungen auf den Körper hat, die die Ergebnisse verfälschen könnten, findet die Untersuchung nur während der Tagdienste statt.[67] Durch die abwechselnde Alarmierung der Fahrzeuge ist mit einem ähnlichen täglichen Einsatzaufkommen pro Rettungswagen Besatzung zu rechnen. Die Umwelteinflüsse, wie etwa Wetter, viele Altbauten, die Grünanlagen und die Lage der Krankenhäuser, sind nahezu gleich, da beide Rettungswagen im gleichen Wachgebiet eingesetzt werden. Nur der individuelle Einsatzablauf kann je nach Patientenzustand, zu Abweichungen der körperlichen Tätigkeiten führen.

Die Datenerhebung erfolgt zunächst durch die Messung der Herzfrequenz während der Rettungseinsätze, dazu tragen die Probanden eine Fitnessuhr. Dies dient der objektiven Einschätzung der Belastung. Danach erhalten die Teilnehmer einen Fragebogen, auf dem sie ihre eigene körperliche Fitness einschätzen und die gefühlte Beanspruchung bewerten sollen.

3.1 Forschungsdesign

Das Experiment wird mit jedem auf der Wache stationierten Mitarbeiter des Rettungsdienstes durchgeführt. Es findet keine Auswahl in Form einer Stichprobe statt. Die vollständige Grundgesamtheit ist in die Untersuchung involviert, sodass am Ende über jeden Probanden auszuwertende Daten vorliegen. Es handelt sich somit also um eine Vollerhebung. Dies ist möglich, da sich die Grundgesamtheit auf nur 56 Mitarbeiter beschränkt. Getestet wird der Einfluss von Dienstsport und einem sportlichen Eignungstest, als unabhängige Variable, auf die körperliche

---

[67] Schmal, Jörg (2014): Gesund trotz Nachtdienst: Ausgeschlafen? In: *Heilberufe/Das Pflegemagazin*, 66 (7), 2014, S. 42-43

Beanspruchung von Rettungsdienst Mitarbeitern, als abhängige Variable. Um festzustellen, ob das Rettungsfachpersonal fit genug für ihren Beruf ist, wird eine quantitative Forschung durchgeführt. Die Datensammlung erfolgt ausschließlich durch eine Felduntersuchung, das im Arbeitsalltag der Probanden stattfindet. Die Grundgesamtheit der Untersuchung wird dazu in zwei Gruppen aufgeteilt: Die Experimentalgruppe besteht aus den Rettungsdienst Mitarbeitern der Berufsfeuerwehr. Die Kontrollgruppe wird durch die Teilnehmer der Hilfsorganisation gestellt. Die Dienstzeiten beider Gruppen sind identisch, verwendet wird ein gleich aufgebauter Rettungswagen mit gleichem Material und gleichen technischen Hilfsmitteln.[68] Das Einsatzaufkommen wird fast homogen sein. Diese Parameter bilden die Basis für die hier durchgeführte vergleichende Studie. Die Dauer der Studie beläuft sich auf etwa einen Monat und wird als Querschnittstudie durchgeführt. Es werden täglich vier Probanden, je zwei pro Gruppe, mit einer Fitnessuhr ausgestattet, die die Herzfrequenz aufzeichnet. Die Reihenfolge der Probanden wird zufällig festgelegt. Eine doppelte Teilnahme ist nicht vorgesehen. Es gibt keine Verlaufskontrolle, da die Untersuchung nur zu einem Messzeitpunkt durchgeführt wird. Wie bei jedem Experiment ist auch bei diesem mit verschiedenen Störfaktoren zu rechnen: Die Auswahl der Teilnehmer ist verzerrt. Die Untersuchungspersonen der Experimental- und Kontrollgruppe unterscheiden sich hinsichtlich ihrer Merkmale, die einen Einfluss auf die abhängige Variable haben könnten. Dies kann dann zutreffen, wenn sich in der Experimentalgruppe mehr Männer als Frauen befinden oder in der Kontrollgruppe die Probanden regelmäßig privat viel Sport treiben. Zudem besteht die Möglichkeit, dass einige Teilnehmer im Verlauf des Experiments müde oder hungrig werden und daher die ursprüngliche körperliche Leistungsfähigkeit ganz unabhängig von seiner eigentlichen physischen Verfassung abnimmt. Auch die mentale Einstellung kann Auswirkungen auf die Ergebnisse des Experiments haben, da sie die zu messende Pulsfrequenz beeinflussen kann. Mögliche vegetativen Faktoren müssen allerdings in der Studie vernachlässigt werden, da für diese Arbeit keine geeignete Möglichkeit besteht diese vollständig zu erfassen. Zudem kann keine Aussage über die genetischen Eigenschaften des Probanden getroffen werden, sodass die gemessene Herzfrequenz ohne individuelle Physiologie nur nach Normvorgaben ausgewertet werden kann. Bei den Angaben, die die Teilnehmer auf dem Fragebogen machen, muss auf deren Ehrlichkeit vertraut werden. Dies gilt insbesondere für die Fragen nach der privaten sportlichen Betätigung, bei der es sich um eine subjektive Einschät-

---

[68] vgl. Kapitel 1

zung handelt, die folglich nicht kontrollierbar ist. Das kann sowohl zu einer Simulation in Richtung „fake good", als auch zu einer „fake bad"-Verzerrung führen.[69]

3.2 Instrumente der Untersuchung

Für das Experiment wird ein Instrument benötigt, das so objektiv wie möglich eine grob orientierende Einschätzung zur körperlichen Verfassung eines Menschen liefert. Der einzige Parameter, der im Rettungsdienst während eines Einsatzes erhoben werden kann und die hier geforderten Kriterien erfüllt, ist damit die Herzfrequenz. Das Gerät zur Messung eben dieser darf dabei den Arbeitsablauf und die Bewegungsfreiheit der Probanden nicht einschränken und die Leistungen beeinflussen. Die Verwendung eines portablen Elektrokardiogrammgerätes, das die genaue Erregungsbildung- und leitung des Herzens messen kann und damit auch die Frequenz darstellt, entfällt daher.[70]

Es gibt jedoch eine andere zuverlässige Messmethode, die Photoplethysmographie. Diese wurde bereits im Jahr 1972 von Takuo Aoyagi praktisch angewandt und basiert auf einer optischen Messung des sich ständig verändernden Volumen des Blutes in den Arterien. Diese Methode bietet den Vorteil, dass kein großes Gerät verwendet werden muss, sondern eine Armbanduhr ausreichend ist. In der Armbanduhr werden bis zu fünf kleine LED Lampen (light-emitting diode/ lichtemittierende Diode) und ein optischer Sensor in die zum Handgelenk zeigende Seite eingebaut, diese ermöglichen eine unkomplizierte, nicht störende und dennoch präzise Messung der Herzfrequenz.[71] Das Herz arbeitet phasenweise, es gibt eine Ausströmungs- und eine Einströmungsphase. Das Blut, das am Sensor vorbeifließt, weist je nach Herzphase eine unterschiedliche Sauerstoffkonzentration auf. Der Sauerstoff ist an das Hämoglobin gebunden, ein Protein, das umgangssprachlich als roter Blutfarbstoff bezeichnet wird. In der Ausströmungsphase, auch Systole genannt, ist das Blut voluminös und angereichert mit viel Sauerstoff. In der Einströmungsphase hingegen, auch als Diastole bezeichnet, ist so gut wie kein Sauerstoff an das Hämoglobin gebunden und das Blutvolumen somit gering. Das Licht der LED Lampen durchdringt die menschliche Haut und die Blutgefäße und wird je nach Beladungszustand des Proteins unterschiedlich reflektiert oder absorbiert. Diesen Unterschied nimmt der optische Sensor wahr. Aus der Periodizität und dem sich dabei verändernden Volumen lässt sich über

[69] Bühner, M. (2010): Einführung in die Test- und Fragebogenkonstruktion. Hallbergmoos: Pearson
[70] Schuster, Hans-Peter/ Hans-Joachim Trappe (2005): *EKG-Kurs für Isabel: mit 49 kommentierten Original-EKG-Befunden.* Stuttgart: Thieme Verlag, 2005, S.12
[71] Robert, 2017, Wie genau ist die optische Herzfrequenzmessung?

das optische Messverfahren die Frequenz des Herzens ableiten. Die Fitnessuhren funktionieren mit genau diesem Messverfahren.[72] In einer Vielzahl von Studien wurde die Validität und Reliabilität von mobilen Herzfrequenzmessgeräten gegenüber stationären EKG-Geräten untersucht. Dabei konnten keine signifikanten Abweichungen festgestellt werden. Bei korrekter Nutzung und Handhabung entsteht eine Genauigkeit zu einem EKG-Gerät, bei dem von einer hundertprozentigen Genauigkeit ausgegangen wird, von über 90%.[73] Aufgrund der Größe der Grundgesamtheit wird als zweites verwendete Untersuchungsinstrument ein schriftlicher Fragebogen verwendet. Dieser erfasst das zu untersuchende Merkmal der subjektiven Beanspruchung und das individuelle Sportverhalten der Teilnehmer.

3.2.1 Fitnessuhr Polar

Die Firma Polar ist einer der bekanntesten Hersteller von Fitnessuhren. Sie stellt eine Vielzahl an Uhren her, die für unterschiedliche Einsatzgebiete und mit verschiedenen Funktionen ausgestattet sind. Für die Untersuchung im Rettungsdienst wird eine Uhr benötigt, die die Herzfrequenz kontinuierlich und zuverlässig misst. Dieser Modus muss ohne manuelle Einstellung stets verfügbar sein, da die Probanden im Falle ihrer lebensrettenden und körperlich anstrengenden Arbeit dafür nicht die Zeit haben. Zudem muss die Uhr wasserdicht und robust sein. Um die richtige Fitnessuhr zu finden, wurde ein Testlauf mit verschiedenen Modellen durchgeführt. Die Polar M430 ist für das Vorhaben geeignet, da diese die Herzfrequenz in einem Abstand von 5 Minuten kontinuierlich misst. Im Falle einer Aktivität, registriert durch einen Beschleunigungssensor, beginnt die Uhr ohne weitere Einstellungen in den Trainingsmodus zu wechseln und misst die Frequenz dann sekündlich. Ebenso wird eine sekündliche Aufzeichnung begonnen, wenn sie die Herzfrequenz aus anderen vegetativen Umständen erhöht. [74] Die Option den Trainingsmodus konstant anzuschalten fällt aus, da die Akkulaufzeit jeglicher Uhren in diesem Modus nur für wenige Stunden ausgelegt ist. Die Dokumentation der Herzfrequenz ist in der zugehörigen Polar App einzusehen und wird als Kurve dargestellt. Die Uhr ist wasserabweisend, sodass eine Desinfektion der Uhr jederzeit möglich ist und die Hygienevorschriften der Berufsfeuerwehr sowie der

---

[72] O.V. (2019): Polar - optical heart rate tracking, in: *Polar.com*, 2019,
URL: https://www.polar.com/blog/optical-heart-rate-tracking-polar/ [Zugriff: 25.2.2019]
[73] Epson (2015): Genauigkeit der Herzfrequenzmessung, in: *Progressive Sports Technologies Ltd.*, 2015, https:// http://assets.epson-europe.com/eu/sensewear/pdf/Epson_DE_Optical-HRM-Accuracy-Report.pdf [Zugriff: 25.05.2019]
[74] O.V. (2019): Polar - intelligente-kontinuierliche Pulsmessung, in: *Polar.com*, 2019, URL: https://www.polar.com/de/intelligente-kontinuierliche-pulsmessung [Zugriff: 25.2.2019]

Hilfsorganisation eingehalten werden können.[75] Im nächsten Schritt wurde getestet, ob die ausgewählte Uhr realistische und genaue Pulswerte misst. Die aufgezeichneten Werte der Uhr wurden mit einem zur gleichen Zeit aufgezeichneten EKG durch das im Medizinproduktegesetz zugelassene Gerät Corpuls C3 verglichen. Dieser Test wurde einmal in Ruhe und einmal unter Belastung getestet. Das Ergebnis verdeutlicht, dass die Werte nicht voneinander abweichen.[76]

3.2.2 Fragebogen

Der Fragebogen erfasst den subjektiven Aspekt der körperlichen Belastung, also die Beanspruchung, und ist wichtig, um hierzu die Ergebnisse der Herzfrequenzmessung in Korrelation stellen zu können. Die Probanden geben anonym Eckdaten wie Alter und Gewicht an und machen Angaben über ihren gesundheitlichen Zustand. Es werden Informationen über private oder dienstliche sportliche Aktivitäten eingeholt. Um das Anstrengungsempfinden während des Dienstes zu erfassen wird in dieser Arbeit die Borg-Skala verwendet.[77] Zur Abschätzung des subjektiven Belastungsempfindens ist diese Skala eine bewährte Methode. Die Erläuterung zur genauen Verwendung und Auswertung der Skala befindet sich in Kapitel 3.4.

Die Erstellung des Fragebogens erforderte einige Vorbereitung. Ein Testdurchlauf des ersten Fragebogenentwurfes zeigte, dass gewisse persönlichen Angaben von den Teilnehmern nicht preisgegeben worden sind. Die Mitarbeiter des Rettungsdienstes verweigerten vor allem die Angabe ihres Gewichtes. Grund hierfür kann Scham sein, da viele an Adipositas leiden.[78] Der Fragebogen verzichtet daher auf exakte Angaben und arbeitet mit Gewichtsklassen. Die Frage nach der privaten Sportlichkeit wurde zunächst mit offenen Begriffen erfragt wie: nie, manchmal, oft. Den Begriff „nie" schienen die Mitarbeiter als einen persönlichen Angriff zu empfinden, denn die Beantwortung dieser Frage wurde teils einfach ignoriert. Die Aussagekraft und Interpretationsmöglichkeiten der drei genannten Wörter sind zu ungenau und missverständlich. Die überarbeitete Version fragt gezielt nach einer Anzahl von Stunden, die man wöchentlich Sport treibt. Bei keiner sportlichen Betätigung ist die Angabe „keine Zeit" geeigneter als das Wort „nie". Alle weiteren Fragen konnten ohne Verständnisprobleme beantwortet werden. Die daraufhin verbesserten Fragestellungen und der komplette Fragebogen sind nun eindeutiger zu beantworten, die Objektivität der Messung ist somit gegeben. Der gesamte

---

[75] O.V. (2019): Polar - M430, in: *Polar.com*, 2019,
URL: https://www.polar.com/de/produkte/sport/M430-gps-laufuhr [Zugriff: 25.2.2019]
[76] s. Anlage 4
[77] Bühner (2010), S. 151
[78] Karutz u.a. (2013), S.207

Fragebogen wird nach einem Multiple-Choice-System sowie mit kompakten, einfach gestalteten und somit schnell zu beantwortenden Fragen gestaltet, damit auch nach einem anstrengenden Dienst der Fragebogen ernsthaft ausgefüllt wird. Der Fragebogen ist innerhalb von 5 Minuten zu beantworten. Die Angabe über die Funktion auf dem Rettungswagen gibt, wie zuvor bereits beschrieben, Informationen über die geleistete Tätigkeit während des Dienstes. Der Fokus liegt hierbei entweder auf dem Materialtransport oder der Patiententherapie.[79] Die bereits abgeleisteten Dienstjahre im Rettungsdienst haben möglicherweise einen Einfluss auf die körperliche Belastung und müssen daher angegeben werden. Der aktuelle Gesundheitszustand wird erfragt, damit einer möglichen Fehldeutung der Pulswerte vorgebeugt werden kann. Im Falle einer akuten Erkrankung mit Fieber sind die Ruhefrequenzen physiologisch erhöht.[80] Es ist gut möglich, dass die Pulswerte eines Mitarbeiters, der sich am Untersuchungstag allgemein bereits erschöpft fühlt, von seinen Normwerten abweichen. Auch chronischen Erkrankungen werden abgefragt, um diese bei der Auswertung nicht mit einzubeziehen, da sich eine Krankheit stets negativ auf die körperliche Verfassung auswirken kann. Eine mögliche Einnahme von Medikamenten kann Einfluss auf die Herzfrequenz haben, daher wird im Fragebogen auch danach gezielt gefragt. Ob der Proband Raucher oder Nichtraucher ist wird erfragt, da Rauchen bekanntlich zu gesundheitlichen Einschränkungen führt und nicht zur körperlichen Fitness beiträgt.[81] In der späteren Auswertung muss erkennbar sein, welcher Gruppe der Proband angehört, daher gibt es die Frage nach angebotenen Dienstsport und Einstellungstest. Diese Einteilung ordnet den Teilnehmer zur Berufsfeuerwehr oder zur Hilfsorganisation zu. Die subjektive Beanspruchung wird aus dem Indikator des Anstrengungsempfindens erschlossen. Dieser wird durch die Borg Skala erhoben. Diese umfasst 15 RPE-Werte und beginnt bei einem Wert von 6, welcher mit „überhaupt keine Anstrengung" gleichzusetzen ist. Bei einem Wert von 20 ist die „maximale Anstrengung" erreicht. Ein weiterer Datensatz wird erhoben durch die Aufforderung an die Teilnehmer ihre Einsatzzeiten zu dokumentieren und dazu jeweils eine Kategorie geleisteter Tätigkeiten zuzuordnen. Es sind folgende Kategorien möglich: Treppen steigen > 2.OG, Patienten tragen, Reanimation, Trauma, keine anstrengende Tätigkeit. Dieses Dokument wurde bereits vorgefertigt und dem Fragebogen beigelegt. Einen Musterfragebogen mit den entsprechenden Zusatzdokumenten ist im Anlage 6 zu finden.

---

[79] vgl. Kapitel 1
[80] Lewis, Thomas (o. J.): Pulsunregelmäßigkeiten leichter Art, in: *Herzkrankheiten*, Wien: Springer Verlag, S. 55-61
[81] Lampert, T. (2011): Rauchen-Aktuelle Entwicklungen bei Erwachsenen, in: Robert-Koch-Institut Berlin (Hrsg.): *GBE kompakt*, 2 (4), 2011

3.3 Durchführung der Untersuchung

Die Probanden wurden persönlich über das Experiment informiert. Gespräche ermöglichten es individuelle Fragen zu klären und das eigene Interesse am Untersuchungsergebnis zu wecken. Das gibt den Probanden das Gefühl ein wertvoller und wichtiger Teil der Untersuchung zu sein und soll diese motivieren freiwillig an der Untersuchung teilzunehmen. Der Zeitaufwand von einem Monat, der für die persönliche Gespräche notwendig war, erwies dich als lohnenswert. Durch die vollständige Bereitschaft der gesamten Mannschaft der Hauptfeuerwache an der Untersuchung teilzunehmen, ist es möglicheine eine Vollerhebung durchzuführen.

Die Untersuchung wird mit zwei identischen Fitnessuhren des Typs Polar M 430 durchgeführt, da die Beschaffungskosten die Anzahl limitierten. In der Untersuchungsvorbereitung wurden alle wichtigen Parameter konfiguriert und nicht individuell auf den Probanden eingestellt. Die Einstellungen in der Uhr wurden einer männlichen Standardperson zugeordnet mit Normwerten von 80kg Körpergewicht bei einer Größe von 180 cm zugeordnet. Es kann täglich nur ein Team, bestehend aus zwei Mitarbeitern einer Firma, teilnehmen. Eine zeitgleiche Messung von Angestellten verschiedener Arbeitgeber ist nicht vorgesehen. Die Uhren werden pro Tag zufällig und eigenständig von den Probanden genutzt. Dieses Verfahren soll unter anderem sicherstellen, dass der Datenschutz gewährleistet ist. Die Fitnessuhren lagern über Nacht verschlossen in einem auf der Wache vorhandenen Tresor, mit der Möglichkeit aufgeladen zu werden. Zugang zum Tresor hat jeder Mitarbeiter, der sich an diesem Tag auf der Wache befindet. Die Teilnehmer nehmen sich morgens die Uhr heraus und stellen den Modus der kontinuierlichen Herzfrequenzmessung an. Eine Anleitung hierzu befindet sich im Schließfach. Die Daten werden in der zugehörigen Polar App inklusive Kalendertag aufgezeichnet. Alle Daten wurden mit exakt den gleichen Messapparaturen aufgezeichnet. Durch diesen standardisierten Testablauf wurde eine Reliabilität der empirischen Daten sichergestellt. Zum Ende des Dienstes wird die fortlaufende Messung des Pulses ausgestellt, nebelfeucht desinfiziert und die Fitnesstracker zurück in den Schrank gelegt. Dort befinden sich auch die mit Datum versehene Fragebögen, die von den Probanden nach Dienstschluss ausgefüllt werden müssen. Die Zuordnung des Fragebogens zur gemessenen Pulskurve erfolgt somit rein durch die Angabe des Datums. Die Aufklärung über den Datenschutz erfolgt hier schriftlich als Anhang der Umfrage. Ergänzend zu dem persönlichen Aufklärungsgespräch wurde jedem Fragebogen ein Deckblatt angeheftet, indem die Fragestellung des Experimentes beschrieben wird sowie Instruktionen und

Hinweise zur Teilnahme an der Herzfrequenzmessung und Ausfüllen des Fragebogens gegeben werden. Die Zusatzdokumente lassen Platz für die Dokumentation der Einsatzzeiten und der zugehörigen körperlichen Aktivitäten.

3.4 Auswertungskriterien

Eine Beanspruchung zeigt sich bei jeder Tätigkeit unspezifisch durch eine Beschleunigung von Herz- und Atemfrequenz.[82] Die Beanspruchung von großen Muskelgruppen, zum Beispiel beim Tragen oder bei ausdauernden Tätigkeiten wie eine Reanimation, führen zu einem raschen Anstieg der Herzfrequenz.[83] Das bedeutet, dass eine Kenngröße für die Beanspruchungsintensität die Herzfrequenz darstellt.[84] Eine Beanspruchung ist immer an ein Individuum gebunden. Die jeweiligen Adaptionsmöglichkeiten der Organfunktionen der Probanden bestimmt die Art und Ausprägung der Reaktion auf die Belastung, sodass identische Belastungen unterschiedliche Personen verschieden beanspruchen. Während die Belastung von Umgebungsbedingungen festgelegt ist und für alle gleich ist, entsteht die Beanspruchung unmittelbar durch die Auswirkung der Belastung.[85] Das Empfindungssystem des Körpers erfasst die innerlichen Prozesse und gibt eine Einschätzung der Beanspruchung.[86] Die objektive Einschätzung der Belastung erfolgt durch den Parameter Herzfrequenz, die subjektive Einschätzung durch das Erfassen des RPE-Wertes (ratings of perceived exertion).

Die Borg-RPE-Skala wurde nach Formeln des Psychologen Stevens erarbeitet. Dieser entwickelte auf Grundlage von Untersuchungen des Physikers G.T. Fechner, dass eine logarithmische Beziehung zwischen dem sensorischen Empfinden und dem physikalischen Stimulus besteht, eine Schätz-Skala. Diese ermöglicht mit Hilfe von Stimulus-Antwort-Funktionen eine recht zuverlässige Bestimmung der Intensität des Reizes in Form von Belastung. Das Problem der entworfenen Skalen bestand in der fehlenden Möglichkeit sie für den alltäglichen Gebrauch anzuwenden, da diese rein mathematisch verwendet wurden und stets eine volle Ausschöpfung aller Reserven, wie zum Beispiel der maximalen Herzfrequenz des Probanden, erfordern. Borg versuchte aus den bisherigen Erkenntnissen ein Verfahren zu entwickeln, das eine Analyse der Beanspruchungsintensität ermög-

---

[82] Christmann, Tobias (2012): *Stress in Organisationen* (Dissertation), Universität Augsburg, 2012, S. 45
[83] Kadlez-Gebhardt, S. (2010): Kardiozirkulatorische und thermische Beanspruchung von Feuerwehrleuten in einer Brandsimulationsanlage (Dissertation), Ludwig-Maximilians- Universität, München, 2010
[84] Borg, G. (2004): Anstrengungsempfinden und körperliche Aktivität. *Deutsches Ärzteblatt*, 101 (15), S. 1016-1021
[85] Held, 2014, S. 7
[86] Borg, 2004, S. 1016-1021

licht ohne eine Ausbelastung des Probanden. Das Ergebnis ist die Borg-RPE-Skala. Die Abschätzung des Anstrengungsempfindens ist hier für die meisten Formen der Arbeit möglich und kann in allen Situationen von Anstrengung eingesetzt werden. Die Zuverlässigkeit der RPE-Werte wurde in mehreren Studien getestet und für gut befunden.[87] Die Borg-Skala umfasst 15 RPE-Werte und beginnt bei einem Wert von 6, welcher mit „überhaupt keine Anstrengung" anzusehen ist. Bei einem Wert von 20 ist die „maximale Anstrengung" erreicht. [88] Jedem Skalenwert kann, wenn er mit zehn multipliziert wird, näherungsweise der Herzfrequenz unter Belastung zugeordnet werden.[89] Der nummerische RPE-Wert gibt auch den Prozentsatz der maximalen Ausschöpfung der Herzfrequenz an. Eine gängige Formel für die Berechnung der maximalen Herzfrequenz lautet: 220-Lebensalter und gilt als Ausbelastungskriterium. Die einfache Handhabung ermöglicht eine Angabe der maximalen Herzfrequenz, wenn diese nicht durch einen sportartspezifischen Test festgestellt werden kann[90], auch wenn dadurch Ungenauigkeiten entstehen können, da nicht alle Einflussfaktoren erfasst werden. Die maximale Herzfrequenz ist vor allem vom Alter abhängig, das in der Faustformel integriert ist. Im Alter nimmt die Frequenz physiologisch ab und ist unabhängig vom Trainingszustand.[91] Der Erholungspuls, also das Absinken der Herzfrequenz nach einer Belastung, lässt einen Rückschluss auf den Trainingszustand des Probanden zu. Je schneller der Erholungspuls sinkt, desto höher ist der Fitnessgrad. Dies gilt allerdings nur im Zusammenhang mit Messungen nach einer vorherigen kontrollierten und kurzzeitigen Maximalbelastung.[92] Diese geforderte Maximalbelastung ist während des Experimentes nicht gegeben. Es handelt sich lediglich um die Erfassung der Herzfrequenz unter Belastungen des Arbeitsalltags, daher wird das Kriterium Erholungspuls in dieser Studie nicht zur Ergebnisinterpretation herangezogen. Es gibt natürlich auch weitere Einflussfaktoren auf das Leistungsempfinden und die Herzfrequenz. Hierunter zählen die Ernährung, Medikamenteneinnahmen oder psychologische und emotionale Faktoren. Erkenntnisse aus mehreren Studien zeigten, dass sich Angst auf das Herzfrequenzverhalten auswirkt.[93] Weitere Studien haben gezeigt, dass Übergewicht, Rauchen

---

[87] Borg, 2004, S. 1016-1021
[88] s. Anlage 5
[89] Löllgen, Herbert (2004): Borg-Skala: Standard der Sportmedizin, in: *Deutsche Zeitschrift für Sportmedizin*, 11 (55), 2004, S. 299-300
[90] Hottenrott, K. (2002): *Herzfrequenzvariabilität im Sport*, Hamburg: Czwalina, 2002, S. 67-74, S.89-94
[91] Such, U./T.Meyer (2010): Die maximale Herzfrequenz: Standard der Sportmedizin, in: *Deutsche Zeitschrift für Sportmedizin*, 12 (61), 2010, S. 310-311
[92] Nettekoven, Jürgen (2015): *Herzfrequenzmessung im Ausdauersport*, Eigenverlag 2015, S. 45
[93] Tolksdorf, W./J.Berlin/U.Schmollinger/E.R.Rey (2013): Zusammenhänge zwischen präoperativem psychischen Befinden und Blutdruck und Herzfrequenzverhalten bei Intubation, in: Rügheimer, E. (Hrsg.): *Intubation, Tracheotomie, bronchopulmonale Infektion*, Berlin Heidelberg: Springer

und ein inaktives Leben direkt oder indirekt die körperliche Leistungsfähigkeit reduziert. Es gibt daher eine negative Korrelation zwischen körperlicher Leistungsfähigkeit und Übergewicht.[94] Das Übergewicht wird daher in dieser Studie analysiert. Hierfür wieder der Body-Mass-Index verwendet. Dieser ist als Quotient aus Körpermasse und Körpergröße zum Quadrat in kg/m^2 definiert und dient als Diagnose von Adipositas. Die Deutsche Adipositas Gesellschaft definiert Übergewicht als ein Körpergewicht, das einem BMI von 25 kg/m^2 und mehr entspricht. Dabei werden folgende graduelle Abstufungen unterschieden[95]:

Übergewicht (Präadipositas): 25 - 29,9 kg/m^2

Adipositas Grad I: 30 - 34,9 kg/m^2

Adipositas Grad II: 35 - 39,9 kg/m^2

Adipositas Grad III: > 40 kg/m^2

Leider liefert der BMI keine genaue Information über die Körperzusammensetzung. Das bedeutet, dass nicht unterschieden werden kann, ob ein hoher Body-Mass-Index durch einen zu hohen Fettanteil oder durch eine ausgeprägte Muskelmasse berechnet wurde. Dieser Aspekt muss bei der Interpretation der Ergebnisse der Untersuchung bedacht werden.[96]

Verlag, 2013, S.475
[94] Sammito (2011), S. 50-55
[95] Hollmann, W./H.K. Strüder (2006): Körperliche Aktivität und Gesundheit, in: Blickpunkt der Mann, 4 (3), 2006, S. 11-15
[96] Leyk D/ U. Rohde/ W. Gorges (2006): Physical Performance, Body Weight and BMI of Young-Adult in Germany 2000–2004: Results of the Physical-Fitness-Test Study. In: *Int J Sports Med*, 2006; 27 (8), S. 642–647

4 Ergebnisse

Die ausgefüllten Fragebögen werden nach Firmenzugehörigkeit und Tätigkeitsfeld im Rettungsdienst, also Rettungssanitäter(in) oder Rettungsassistent(in)/Notfallsanitäter(in) sortiert und entsprechend nummeriert. Die Rohwerte werden in einer Excel Tabelle erfasst. Die Daten werden deskriptiv mit Mittelwerten, Medianen und Standardabweichungen sowie Häufigkeiten analysiert. Ebenso werden Mini- und Maximalwerte herausgearbeitet. Die nominal skalierten Daten werden in Prozentsätzen angegeben. Die Auswertung der Herzfrequenz erfolgt mithilfe der erstellten Grafik der Polar App, diese erstellt für jeden Teilnehmer ein Tagesprofil mit Minimalherzfrequenz, Maximalherzfrequenz und durchschnittlicher Herzfrequenz sowie die durchschnittliche Herzfrequenz in einem bestimmten Zeitabschnitt. Es wird von jedem Probanden die maximale Herzfrequenz anhand der orientierenden Formel 220 bpm (beats per minute) – Lebensjahr errechnet. Anschließend wird der Prozentsatz bestimmt, in wie weit der Teilnehmer an seine maximale Herzfrequenz während der Einsätze gelang. Mithilfe von T-Tests und dem Korrelationskoeffizienten nach Pearson wird anschließend geprüft, ob es eine Abhängigkeit von Dienstsport und sportlichem Eignungstest auf die körperliche Beanspruchung von Rettungsdienst Mitarbeitern gibt. Für die Erstellung der Grafiken im gesamten Kapitel 3 wurden die verarbeiteten Werten zur visuellen Darstellung mit Microsoft Excel erstellt.

4.1 Deskriptive Analyse des Fragebogens

An der Studie haben insgesamt 56 Probanden teilgenommen, je 28 pro vorgestelltem Arbeitgeber. Jeder Fragebogen wurde vollständig ausgefüllt und ist eindeutig verwertbar. Zunächst die Auswertungen des Fragebogens hinsichtlich der anthroposophischen Merkmale, im Anschluss, unterstützt durch Grafiken, die Auswertung des Anstrengungsempfindens.

Frage 1: Wie alt sind sie?
Das Alter der Teilnehmer der Hilfsorganisation (n=28) beträgt im Mittel 33,14 Jahre +/- 8.96 Jahre. Das Alter der Probanden der Berufsfeuerwehr (n=28) ist im Mittel 29,18 +/- 6.99 Jahre.

Die jüngsten Teilnehmer der Berufsfeuerwehr sind zwischen 18-25 Jahre alt (25%), insgesamt haben 75% das 35 Lebensjahr noch nicht erreicht. Kein Proband ist älter als 50 Jahre.

Die Altersverteilung der Hilfsorganisation weist ein weitaus breiteres Spektrum vor. Nur 57% der Arbeitnehmer sind unter 35 Jahre alt, darunter 14 % zwischen 18-25 Jahren. 43% der Mitarbeiter sind älter, zwei davon haben das 50. Lebensjahr bereits überschritten.

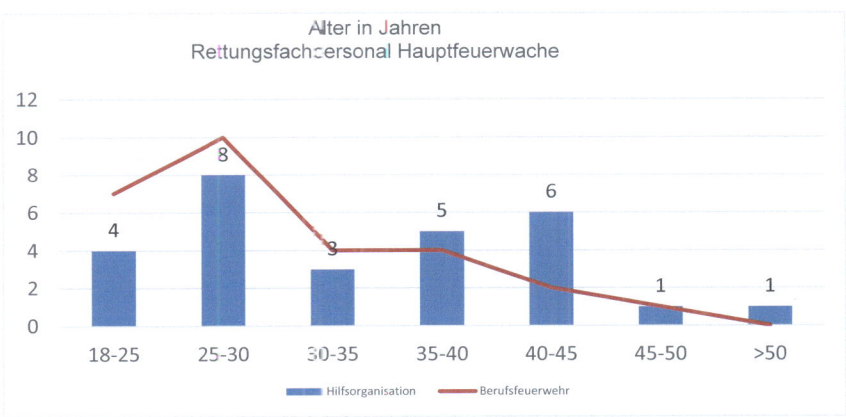

Tabelle 4.1: *Ergebnisse der Fragenbogenerhebung - Alter*

Frage 2: Welches Geschlecht haben sie?
50 Teilnehmer, also 89,3% sind männlichen Geschlechts. Insgesamt haben 6 Frauen an dem Experiment teilgenommen, also 10,7%. Die Berufsfeuerwehr tritt mit 100% Männern bei der Untersuchung an.

Frage 3: Welche Größe haben sie?
Die Körpergröße der Mitarbeiter der Hilfsorganisation liegt im Mittel bei 174,86cm +/- 6,3. Der Mittelwert der Feuerwehr liegt bei 180,96cm +/- 8.

Frage 4: Welches Gewicht haben sie?
Die Hilfsorganisation beschäftigt auf der Hauptfeuerwache 35,7% adipöse Mitarbeiter, 10,7 % davon haben Adipositas Grad 2. Der BMI liegt im Mittelwert bei 27.74 +/- 5,19 kg/m^2. Der Median liegt bei 27,76 kg/m^2. Die Berufsfeuerwehr stellt rein normalgewichtiges Personal ein, der BMI liegt im Mittelwert bei 23,83 +/- 1,58 kg/m2. Der Median liegt bei 23 8 kg/m^2.

Frage 5: Welche Qualifikation im Rettungsdienst haben sie?
Ein Rettungswagen ist standardmäßig mit einem(r) Rettungssanitäter(in), als Fahrer, und einem(r) Notfallsanitäter(in)/Rettungsassistenten(in) besetzt. Dies ergibt eine Gesamtzahl von 28 teilgenommenen Fahrzeugführern(innen) und 28 Fahrzeugfahrern(innen), je auf die beiden Organisationen verteilt.

Frage 6: Wie viele Jahre arbeiten sie bereits im Rettungsdienst?
Die Mitarbeiter haben im Fragebogen ihre Anzahl von Jahren in ihrem Beruf angegeben. Im Mittelwert arbeiten die Mitarbeiter der Hilfsorganisation seit 7,85 +/- 7,23 Jahren im Rettungsdienst, wobei der Median bei 5 Jahren liegt.

Die Berufsfeuerwehr arbeitet im Mittel seit genau 8 Jahren im Rettungsdienst. Der Median liegt hier bei 6,5 Jahren.

Frage 7&10: Wie ist ihr aktueller Gesundheitszustand? Nehmen sie Medikamente, die Einfluss auf ihre Herzfrequenz haben?
Bei der Berufsfeuerwehr ist kein Mitarbeiter vorerkrankt, sodass keine Dauermedikation beachtet werden muss. Bei der Hilfsorganisation sind 10,7% aller Probanden chronisch erkrankt. 100% aller angegebenen Medikamente wirken sich auf die Herzfrequenz aus. Die Analyse der Herzfrequenz dieser Mitarbeiter kann daher nicht in die Ergebnisinterpretation mit einbezogen werden.

Frage 8: Rauchen sie?
Die Kontrollgruppe besteht zu 71,4% aus Nichtrauchern, 28,6% rauchen. Die Experimentalgruppe weist ähnliche Werte auf, hier sind 75% Nichtraucher und 25% Raucher. Hier besteht kein signifikanter Unterschied.

Frage 9: Wie ist ihre heutige Tagesform?
Die Mehrheit fühlt sich zu Dienstbeginn fit. Insgesamt fühlen sich von allen Teilnehmern 12,5% bereits zu Dienstbeginn erschöpft, ohne akut erkrankt zu sein. Davon sind 71,4% Mitarbeiter der Hilfsorganisation. Nicht erfasst ist, wie lange vor der Teilnahme an der Untersuchung der jeweilige Betroffene eine Erholungszeit zum vorherigen Dienst hatte.

Frage 12: Wie sieht ihre sportliche Aktivität in der Freizeit aus?
Die Berufsfeuerwehr treibt im Mittel 600 +/- 300 Minuten Sport pro Monat in ihrer Freizeit. Das ergibt etwa 150 +/- 75 Minuten in der Woche, zusätzlich zum regelmäßigen Dienstsport. Die Mitarbeiter der Hilfsorganisation betätigen sich im Mittel weniger als 300 +/- 60 Minuten sportlich im Monat. Das sind in etwa 75 +/- 30 Minuten wöchentlich ohne zusätzlichen Dienstsport. Der durchgeführte T-Test zeigt den signifikanten Unterschied zwischen den Gruppen nochmals deutlich auf, die Probanden der Hilfsorganisation (Mittelwert: 300 Minuten, Standardabweichung: 60) treiben deutlich weniger Sport in der Freizeit als die Probanden der Berufsfeuerwehr (Mittelwert: 600 Minuten, Standardabweichung: 75). (t (54) =4,35, p<0,00003)

Die Auswertung der Frage, wie anstrengend die Mitarbeiter den Dienst empfunden haben wird in folgender Grafik dargestellt. Die Berufsfeuerwehr beurteilt zu 85,7% den Tagesverlauf als gemäßigt bis ruhig. 14,3% empfinden den Dienst als anstrengend bis sehr anstrengend. Die Mitarbeiter der Hilfsorganisation beurteilt den Tagdienst zu 57,1% als gemäßigt bis ruhig, 42,9% bewerten ihn als anstrengend bis sehr anstrengend.

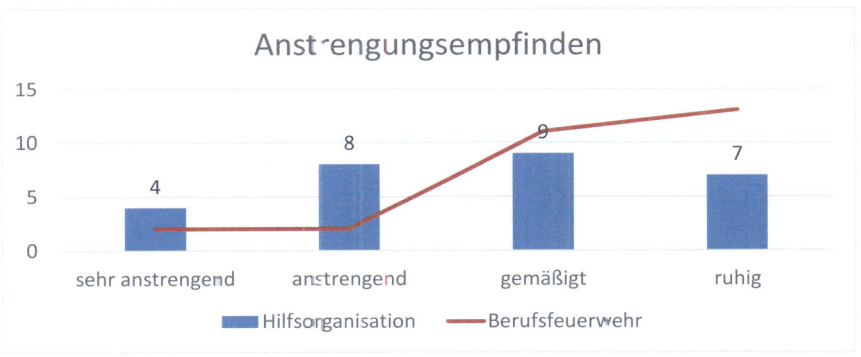

Tabelle 4.2: *Ergebnisse der Fragenbogenerhebung - Anstrengungsempfinden*

Der Mittelwert des Anstrengungsempfindens auf der Borg-Skala wurde bei der Berufsfeuerwehr mit einem RFE = 9,25 +/- 2,86 eingeschätzt, bei einem Minimum von 6 und einem Maximum von 20. Die Hilfsorganisation bewerten die Anstrengung im Mittel mit einem RPE-Wert von 12,04 +/- 3,66, bei einem Minimum von 6 und einem Maximum von 18.

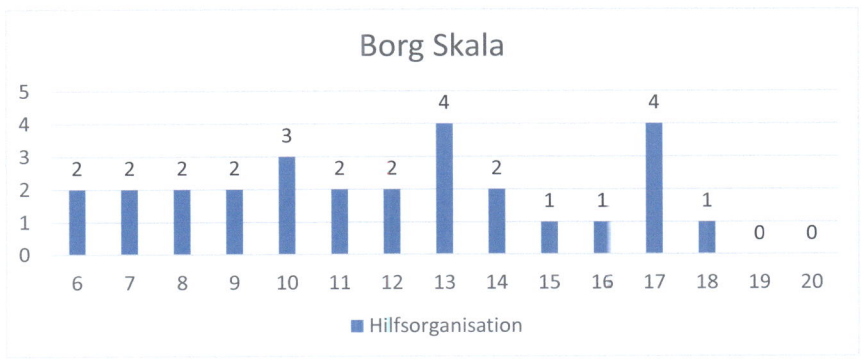

Tabelle 4.3: *Ergebnisse der Fragenbogenerhebung – Anstrengungsempfinden Borg Skala Hilfsorganisation*

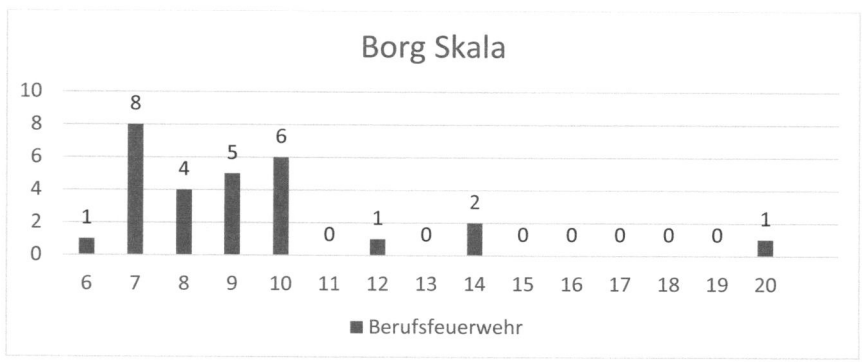

Tabelle 4.4: *Ergebnisse der Fragenbogenerhebung – Anstrengungsempfinden Borg Skala Berufsfeuerwehr*

Die Einsatzhäufigkeit pro Schicht ist im Mittel bei beiden Gruppen fast gleich. Die Hilfsorganisation hat im Durchschnitt 8,64 +/- 1,76 Einsätze pro Dienst absolviert. Die Berufsfeuerwehr 8,57 +/- 0,62 Einsätze pro Tagdienst. Es besteht kein signifikanter Unterschied.

Die während eines Einsatzes ausgeführten Tätigkeiten weichen zwischen den beiden Gruppen nicht signifikant voneinander ab.

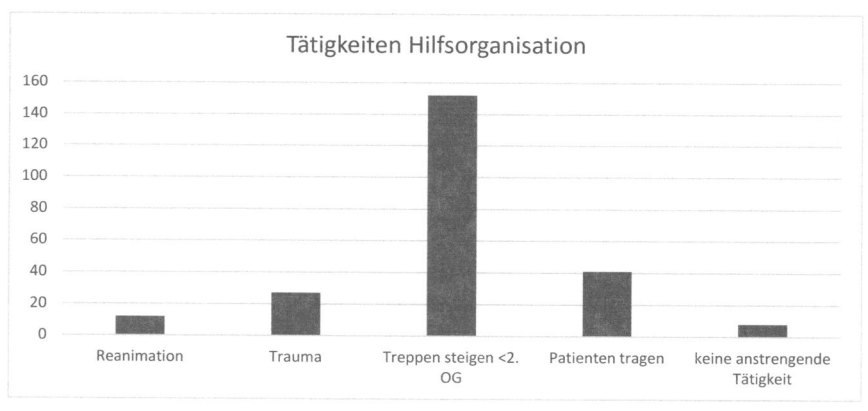

Tabelle 4.5: *Ergebnisse der Fragenbogenerhebung – durchgeführte Tätigkeiten Hilfsorganisation*

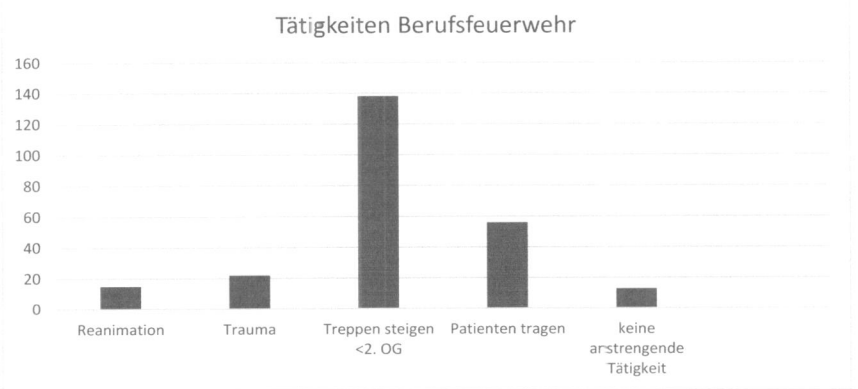

Tabelle 4.6: *Ergebnisse der Fragenbogenerhebung – durchgeführte Tätigkeiten Berufsfeuerwehr*

4.2 Deskriptive Analyse der Herzfrequenz

Die Auswertung des Experiments ergab für die 28 untersuchten Probanden der Berufsfeuerwehr während der Einsätze eine Herzfrequenz im Mittel von 96,75 +/- 15,77 bpm.

Der niedrigste Wert während der gesamten Untersuchung betrug im Mittel 56,82 +/- 5,74 bpm. Die höchste gemessene Frequenz während der Einsätze war im Mittel bei 127 +/- 12,6 bpm.

Es zeigte sich, dass es zwischen Rettungssanitätern(innen) und Rettungsassistenten(innen)/Notfallsanitätern(innen) keinen signifikanten Unterschied gab. Die Rettungssanitäter(innen) haben im Mittel während der Einsätze eine Herzfrequenz von 94,94 +/- 17,6 bpm gezeigt, während die Fahrzeugführer(innen) einen Mittelwert von 97,12 +/- 17,7 bpm hatten.

Die Teilnehmerzahl der Hilfsorganisation hat sich auf 25 Probanden reduziert, da drei Mitarbeiter Medikamente einnehmen, die einen Einfluss auf die Herzfrequenz haben und die Ergebnisse somit nicht verwertbar sind. Die Probanden der Hilfsorganisation zeigten während der Einsätze einen Mittelwert von 115,4 +/- 18,27 bpm.

Die niedrigste Frequenz, über den gesamten Tagdienst verteilt, lag im Mittel bei 57,44 +/- 4,96 bpm. Die höchste gemessene Herzfrequenz in den Einsätzen betrug im Mittel 142,4 +/- 14,75 bpm.

Der direkte Vergleich zwischen den Fahrern/Fahrerinnen (n=13) und Fahrzeugfüh-
rern(innen) (n=12) zeigte ebenfalls keinen signifikanten Unterschied. Hierbei muss
beachtet werden, dass zwei Rettungsassistenten(innen)/Notfallsanitäter(innen)
nicht ausgewertet wurden wegen der beeinflussenden Medikamenteneinnahme
sowie ein(e) Rettungssanitäter(in). Der Mittelwert der Herzfrequenz während der
Einsätze ergab Werte von 113,85 +/- 17,78 bpm zu 117,1 +/-18 bpm.

Die nachfolgende Grafik veranschaulicht die Ergebnisse im direkten Vergleich.

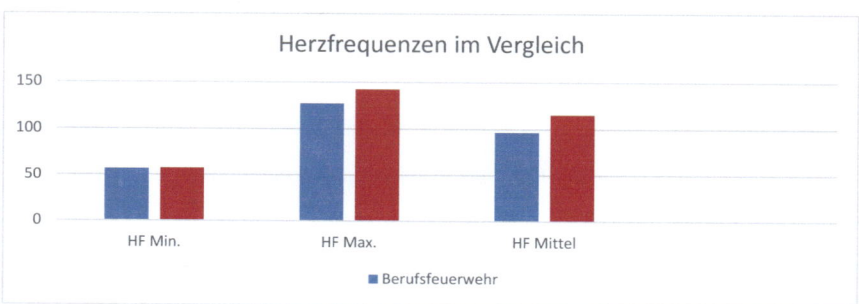

Tabelle 4.7: *Ergebnisse des Experimentes – Herzfrequenzen im Vergleich*

Die Probanden der Berufsfeuerwehr kamen im Mittel zu 50,8% an die maximale
Herzfrequenz. Der niedrigste erfasste Prozentsatz lag bei 38%, der höchste bei
67,4%.

Bei 6 Probanden, dies entspricht 21,4 % der untersuchten Personen der Experimentalgruppe (n=28), kamen zu über 60 % an ihre maximale Herzfrequenz dran.

Die Teilnehmer der Hilfsorganisation kamen im Mittel zu 62% an die maximale
Herzfrequenz. Der niedrigste erfasste Prozentsatz lag bei 41,1%, der höchste bei
85,3%.

Bei 15 Probanden, dies entspricht 60% der untersuchten Personen der Kontrollgruppe (n=25), kamen zu über 60% an ihre maximale Herzfrequenz dran.

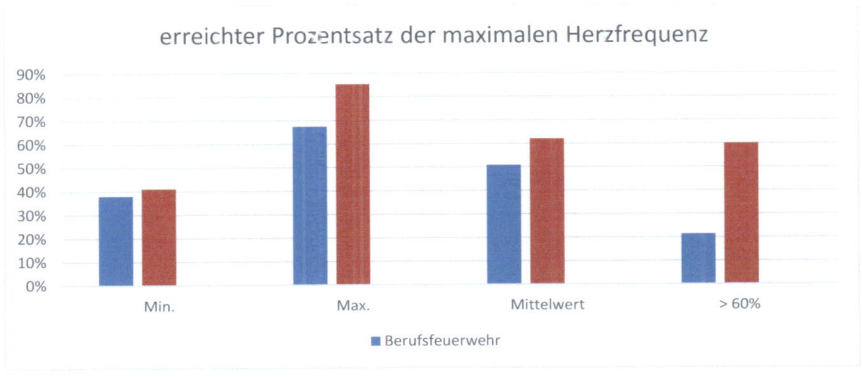

Tabelle 4.8: *Ergebnisse des Experimentes – erreichter Prozentsatz der maximalen Herzfrequenz im Vergleich*

Die nachfolgenden Tabellen stellen die Herzfrequenz in direktem Vergleich zur Auswertung der Borg Skala dar:

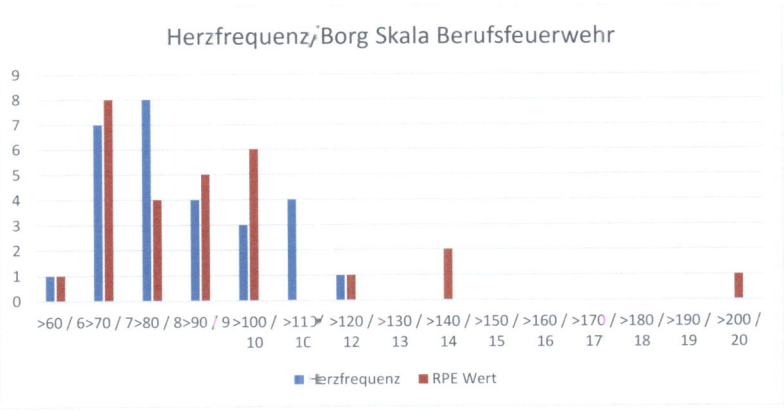

Tabelle 4.9: *Ergebnisse des Experimentes – Herzfrequenz und RPE-Wert Berufsfeuerwehr*

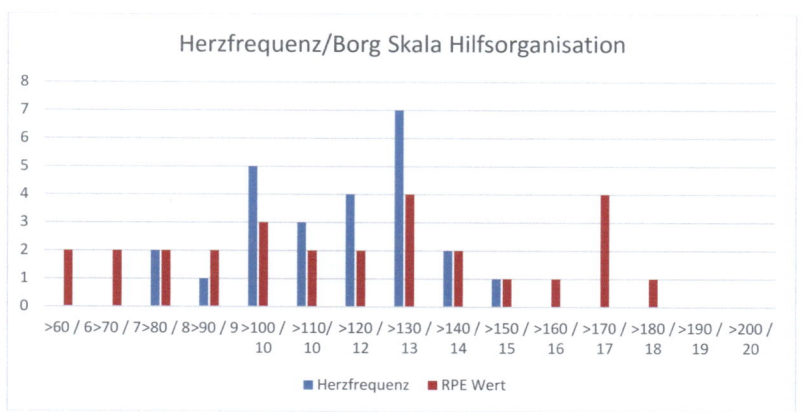

Tabelle 4.10: *Ergebnisse des Experimentes – Herzfrequenz und RPE-Wert Hilfsorganisation*

4.3 Inferenzstatistische Analyse

Die Überprüfung der ersten beiden aufgestellten Hypothesen erfolgt durch einen T-Test.

H_0: Der Body-Mass-Index der Probanden unterscheidet sich je Gruppenzugehörigkeit nicht.

H_1: Der Body-Mass-Index der Probanden unterscheidet sich je Gruppenzugehörigkeit.

Der T-Test zeigte einen signifikanten Unterschied hinsichtlich des Body-Mass-Indexes. Die Experimentalgruppe (Mittelwert: 23,83 kg/m2 Standardabweichung: 1,58) zeigt im Vergleich zur Kontrollgruppe (Mittelwert: 27.74 kg/m2, Standardabweichung: 5,19) einen niedrigeren Body-Mass-Index auf. (t (31) =3,82, p<0,0003) In der körperlichen Verfassung gibt es demnach einen Unterschied zwischen den Gruppen. H0 kann verworfen und H1 angenommen werden.

H_0: Die im Einsatz gemessene durchschnittliche Herzfrequenz der Probanden unterscheidet sich je Gruppenzugehörigkeit nicht.

H_1: Die im Einsatz gemessene durchschnittliche Herzfrequenz der Probanden ist höher/niedriger je Gruppenzugehörigkeit.

Auch hier zeigt sich durch den durchgeführten T-Test, dass es einen signifikanten Unterschied in der gemessenen durchschnittlichen Herzfrequenz der Probanden je Gruppenzugehörigkeit gibt. Die Beanspruchung an das Herz-Kreislauf-System ist in der Kontrollgruppe (Mittelwert: 115,4 bpm, Standardabweichung: 18,27) höher als in der Experimentalgruppe (Mittelwert: 96,75 bpm., Standardabweichung:15,77). (t (48) =-3,77, p<0,0002) Deshalb kann H0 verworfen und H1 angenommen werden.

Die beiden folgenden Hypothesen werden durch die Berechnung des Korrelationskoeffizient nach Pearson überprüft.

H0: Es besteht kein Zusammenhang zwischen dem Anstrengungsempfinden und dem Body-Mass-Index.

H1: Je höher das Anstrengungsempfinden ist, desto höher/niedriger ist der Body-Mass-Index.

Es besteht ein Zusammenhang zwischen Anstrengungsempfinden und Body-Mass-Index. Der Korrelationskoeffizient liegt bei der Hilfsorganisation bei r=0,963, die Berufsfeuerwehr bei r=0,43 Es lässt sich also daraus ableiten, dass je höher das Anstrengungsempfinden ist, je höher ist der Body-Mass-Index. H1 kann somit angenommen werden.

H0: Es besteht kein Zusammenhang zwischen dem Anstrengungsempfinden und der Herzfrequenz.

H1: Je höher das Anstrengungsempfinden ist, desto höher/niedriger ist die Herzfrequenz.

Es besteht ebenso ein Zusammenhang zwischen Anstrengungsempfinden und Herzfrequenz, je höher dieses lag, desto höher war die Herzfrequenz der Probanden. H0 kann verworfen und H1 angenommen werden. (r=0,96 – Hilfsorganisation ; r=0,86 – Berufsfeuerwehr)

5 Interpretation der Ergebnisse

Im Folgenden werden die Ergebnisse unter Einbezug des theoretischen Wissens aus der vorliegenden Arbeit diskutiert und interpretiert.

Die Altersverteilung der Hilfsorganisation weist ein weitaus breiteres Spektrum vor, als dass der Berufsfeuerwehr.[97] Dies deutet darauf hin, dass die Hilfsorganisation vielmehr mit physiologischen Altersproblemen zu kämpfen hat und besondere Fürsorge für die Mitarbeiter geleistet werden müsste, um zum Beispiel der im theoretischen Teil beschriebenen Sarkopenie vorzubeugen.[98]

Die Geschlechtsverteilung ist sehr unterschiedlich, während der Rettungsdienst der Berufsfeuerwehr ausschließlich durch Männer durchgeführt wird, sind bei der Hilfsorganisation 10,7% Frauen tätig.[99] Dies kann darauf zurückzuführen sein, dass der Hauptarbeitszweig, die Berufsfeuerwehr, weiterhin extrem männerdominiert ist.[100] Auch wenn die Anforderungen an beide Geschlechter gleich sind, da die Ausübung des Berufes ohne Qualitätsunterschiede gefordert wird, ist hier auf eine verzerrte Auswahl der Probanden hinzuweisen. Die Beanspruchung kann geschlechtsspezifisch unterschiedlich sein und die Auswertung somit beeinflusst haben.[101]

Die Erkrankung Adipositas ist bei der Hilfsorganisation ein relevanter Aspekt, der bei der Berufsfeuerwehr gar nicht vorhanden ist. 35,7% leiden an Übergewicht. Zunächst einmal zeigt sich, dass ein erhöhtes Gewicht kein Kriterium bei der Berufseinstellung der Hilfsorganisation darstellt. Es scheint keine Interpretation seitens des Arbeitgebers zu erfolgen, dass dies ein Zeichen für fehlende Sportlichkeit, schlechte Ernährung oder Alltagsgewohnheiten sein könnte. Unbekannt ist allerdings, ob sich die Problematik der Adipositas nicht erst im Verlauf des Angestelltenverhältnisses entwickelt hat. Im Gesamtbild der Auswertung ist hier jedoch ein möglicher Zusammenhang mit dem verstärkten Beanspruchungsgefühl zu sehen. Es ist davon auszugehen, dass Sport und die Ernährung einen Einfluss auf die Körperzusammensetzung haben, hier also von einem Defizit bei den Rettungsdienst Mitarbeitern auszugehen ist.[102]

---

[97] vgl. Kapitel 3.1
[98] vgl. Kapitel 2.2.2
[99] vgl. Kapitel 3.1
[100] Feuerwehr Frankfurt am Main (2008): Job und Karriere, in: *Berufsfeuerwehr Frankfurt am Main*; https://www.feuerwehr-frankfurt.de/index.php/job-karriere/gehobener-dienst/bewerbung [Zugriff: 10.6.2019]
[101] Nehrer, S. (2013): Die Frau im Sport, in: *Manuelle Medizin,* 51(1), 2013, S. 21–26
[102] vgl. Kapitel 2.2.1

Es gibt keinen signifikanten Unterschied zwischen der Tätigkeit eines Rettungssanitäters/Rettungssanitäterin oder eines Rettungsassistenten/in-Notfallsanitäter/in. Das bedeutet wohl, dass jede im Rettungsdienst ausgeführte Tätigkeit eine körperliche Belastung darstellt.

Die Berufsfeuerwehr sowie die Hilfsorganisation haben einen durchschnittlichen Verbleib im Rettungsdienst von etwa 8 Jahren, hier liegt also kein signifikanter Unterschied vor. Die Problematik der übermäßigen Beanspruchung scheint also nicht von diesem Aspekt abzuhängen.

Die Einnahme von Medikamenten variiert bei den Arbeitgebern. Während die Beamten keine Medikamente einnehmen, haben 10,7% der Hilfsorganisation eine Dauermedikation.[103] Dies kann durchaus auf die höhere Altersstruktur der Hilfsorganisation zurückzuführen sein. Da die angegebenen Medikamente allerdings alle auf das Herz-Kreislauf-System wirken, ist es fraglich, ob es nicht doch einen Zusammenhang zwischen körperlicher Beanspruchung und der Belastung im Rettungsdienst gibt. Die Probanden wurden allerdings genau wegen des Einflusses auf die Herzfrequenz in der Auswertung nicht weiter berücksichtigt und es lässt sich daher in dieser Arbeit keine weitere Aussage dazu treffen.

Raucher sind in beiden Gruppen gleichermaßen vorhanden. Obwohl die aktuelle Forschung dem Rauchen einen negativen Einfluss auf die Gesundheit zuschreibt[104], lässt sich aus den gemessenen Daten kein Einfluss auf die unterschiedliche Beanspruchung der Mitarbeiter herauslesen.

Die aktuelle Tagesform spiegelt sich in keinen Aufzeichnungen der Herzfrequenz signifikant wider, es gibt keine große Abweichung zu den errechneten Mittelwerten. Alleine die Einschätzung auf der Borg Skala liegt bei diesen Probanden stets über 10 Punkten.[105] Es steht kein Vergleichswert einer anderen Ausgangslage zur Verfügung, jedoch scheint rein das Gefühl der Erschöpfung für eine höheres Beanspruchungsgefühl zu sorgen, die sich in den physiologischen Werten nicht erfassen lassen. Das deutet darauf hin, dass es eine wichtige Rolle spielt, wie sich der Mitarbeiter subjektiv fühlt unabhängig von seiner normalen körperlichen Verfassung.

Die sportliche Freizeitaktivität der untersuchten Gruppen weicht deutlich voneinander ab. Die Berufsfeuerwehr treibt neben dem Dienstsport zusätzlich 150 Minuten Sport in der Woche. Die Mitarbeiter der Hilfsorganisation treiben nur etwa

---

[103] vgl. Kapitel 4.1
[104] Lampert, T. (2011), vgl. Kapitel 3.2.2
[105] vgl. Kapitel 4.1

75 Minuten Sport pro Woche. Möglicherweise findet also bei den Mitarbeitern der Berufsfeuerwehr eine Gewöhnung statt, sodass automatisch der Drang nach Sport in der Freizeit vorhanden ist.[106] Ein weiterer Anreiz kann dadurch gegeben sein, dass man im Dienstsport besonders gute Leistungen erbringen will. Das Bewusstsein für die Relevanz einer guten körperlichen Verfassung ist womöglich durch den Arbeitgeber geprägt und verinnerlicht. Andererseits kann es auch bedeuten, dass rein die Anforderung des Arbeitgebers an eine gute Fitness dafür sorgt, dass die Mitarbeiter sich gezwungener Maßen fit halten und daher auch in ihrer Freizeit daran arbeiten. Die Verbeamtung bringt einige Vorteile mit sich, wie etwa eine Pension und gute Arbeitsbedingungen.[107] Die Beamten nehmen also gegebenenfalls genau dafür die höhere Anforderung an die körperliche Leistung in Kauf. Die Zeit, die die Mitarbeiter der Hilfsorganisation in Sport investieren liegt noch unter der empfohlenen sportlichen Aktivitätszeit der Weltgesundheitsorganisation.[108] Die Auswertung der RPE-Werte zeigt, dass die beiden getesteten Gruppen ihr Anstrengungsempfinden unterschiedlich bewerten. Dieses Ergebnis war zu erwarten, da das eingangs selbstgeführte Interview genau diese Problematik erfasste. Die Berufsfeuerwehr schätzt ihre subjektive Belastung im Durchschnitt bei 9,25 ein. Dies entspricht einer Auslastung von 50% der maximalen Leistung und ist als sehr leicht eingestuft. Die Analyse der Herzfrequenz bestätigt die subjektive Einschätzung. Die Beamten gelangen im Mittel zu 50,8% an ihre maximale Herzfrequenz. Die Ergebnisse der subjektiven und objektiven Belastung stimmen hier überein. Die Werte sind mit einem leichten Anstrengungsgrad durchaus machbar, es scheint kein Handlungsbedarf zu bestehen. Die Hilfsorganisation wertet das Anstrengungsempfinden im Mittel mit einem RPE-Wert von 12,04 ein. Diese Einschätzung kann in Worte gefasst als ,,etwas schwer" bezeichnet werden. In Kombination mit der Auswertung der Herzfrequenz scheint auch hier das subjektive Belastungsgefühl der physiologischen Beanspruchung zu entsprechen. Der Mittelwert der Herzfrequenz während eines Einsatzes liegt bei 115,4 bpm. Im Mittel gelangen die Probanden somit zu 62% an ihre maximale Herzfrequenz. Damit befinden sich die Mitarbeiter der Hilfsorganisation bei dem durchgeführten Experiment an ihrer Leistungsgrenze, was zu einem massiven Anstrengungsempfinden führt. Diese Auswertungen lassen darauf schließen, dass die körperliche Verfassung der Mitarbeiter ursächlich für das erhöhte Anstrengungsempfinden ist.

---

[106] Al-Dalati, Tarek/ Miriam Bieber/Daniela Schmidt/Viola Oertel (2017): Barrieren überwinden, in: Oertel, Viola/Silke Matura (Hrsg.): *Bewegung und Sport gegen Burnout, Depressionen und Ängste,* 1. Auflage, Deutschland: Springer Verlag, 2017, S. 79- 86
[107] Müller-Thurau, Claus Peter (2017): *Erfolgreich bewerben bei Polizei, Bundeswehr und Zoll,* 3. Auflage, Freiburg: Haufe-Lexware GmbH& Co. KG, 2017, S. 14
[108] vgl. Kapitel 2.2.2

Davon ausgehend, dass die Borg Skala mit der Herzfrequenz korreliert, ist zu bemerken, dass die Herzfrequenz der Probanden der Hilfsorganisation

teilweise noch oberhalb der selbst empfundenen Anstrengung lag. Dies kann bedeuten, dass die Mitarbeiter von ihrer körperlichen Verfassung subjektiv über-zeugt sind oder sich eine fehlende körperliche Verfassung nicht eingestehen wollen.[109]

Die Anzahl der Einsätze und der dort ausgeführten Tätigkeiten haben keinen signifikanten Unterschied in beiden Gruppen gezeigt, die Belastung ist also tatsächlich gleichwertig anzusehen.[110]

5.1 Ausblick

Auf Basis der vorangegangenen Kapitel soll ein erster Ausblick darauf gegeben werden, wie die unterschiedliche körperliche Verfassung von Rettungsdienstmit-arbeitern angeglichen werden kann und das damit zu intensiv empfundene Anstren-gungsempfinden verbessert werden kann.

Eine Einführung von betrieblicher Gesundheitsförderung, insbesondere im Bereich Sport, sollte die Grundlage einer Verbesserung der körperlichen Verfassung der Mitarbeiter darstellen.

Dies könnte durch eine Kooperation mit einer Fitnessstudiokette umgesetzt werden. Es wäre sicherlich sinnvoll eine Kette zu verwenden, damit Wohnort nah und individuell trainiert werden kann. Alternativ wäre ein Fitnessstudio in der unmittelbaren Nähe zur Wache eine Möglichkeit. Ein standardisierter Fitnessraum auf den Wachen müsste finanziell durchgeplant werden, damit dieser umgesetzt werden könnte und müsste in einem besseres Preis-Leistungsverhältnis zur Kooperation mit einem Fitnessstudio stehen. Ein Zusammenschluss mit einem bestehenden Fitnessraum der Berufsfeuerwehr wäre ebenso denkbar, falls hierfür baulichen Gegebenheiten vorhanden sind. Da im Rettungsdienst, wie bereits in der Einleitung erwähnt, schon wenig Zeit und Kraft für Freizeitaktivitäten besteht, wäre ein integrierten Fitnessraum auf der Wache alleine wegen der wegfallenden Anfahrtszeit vorteilhaft. Aufgrund der in dieser Arbeit festgestellten hohen Dienst-belastung ist es allerdings durchaus denkbar, dass das Rettungsdienstpersonal die Angebote einer Gesundheitsförderung nicht zusätzlich und freiwillig in An-spruch nehmen würde. Eine verpflichtende Teilnahme wäre daher zu empfehlen.

---

[109] vgl. Kapitel 2.2.2
[110] vgl. Kapitel 4.1

Die Einführung von Dienstsport muss allerdings wegen der nicht geklärten Finanzierungsmöglichkeiten und geringen Kapazitäten der Arbeitszeit gut durchdacht werden.[111] Der aus dieser Arbeit herausgearbeitete Notwendigkeit einer Veränderung in der Fürsorge um die Gesundheit der Mitarbeiter und die daraus resultierenden Vorteile stehen dem hohen Aufwand einer Umsetzung jedoch positiv gegenüber.[112]

Es wäre zum Beispiel möglich eine Dienstsporteinheit nach einem Frühdienst zu integrieren, da so, im Gegensatz zu einer Einheit nach einem Tagdienst, die Anstrengung nicht zu hoch wäre. Eine Einheit vor Dienstbeginn ist hingegen nicht zu empfehlen, da die Gefahr besteht, dass das Personal durch die Anstrengung des Sports körperlich geschwächt in den Dienst startet. Bei einer gewohnten Arbeitszeit von 12h, sollte eine in der Woche einstündige Dienstsport Verpflichtung nach einem 8h Dienst umsetzbar sein. In Schichtmodellen, die nur 12h Schichten anbieten, könnte gegebenenfalls eine Überschneidung der Arbeitszeit des Tag – und Nachtdienst Personals die Lösung darstellen. Die Teilnahme sollte mindestens einmal pro Woche verpflichtend sein, sodass mit der errechneten eigenständigen sportlichen Aktivität das empfohlene Wochenziel der Weltgesundheitsorganisation von 2,5h erfüllt werden kann.[113] Der Tag der Teilnahme sollte von den Mitarbeitern frei wählbar sein, um die Motivation hoch zu halten und den Mitarbeitern die Freiheit einzuräumen die Sporteinheiten tagesformabhängig zu planen. Im Rettungsdienst sind dies entscheidende Faktoren, denn durch die wissenschaftlich belegten zwei Drittel adipöser Mitarbeiter[114], wäre die Einführung einer betrieblichen Gesundheitsfürsorge durch einen Mangel an Motivation einiger Mitarbeiter trotz Verpflichtung bereits im Ansatz gefährdet. Es sollte zu Beginn der Einführung ein individueller Leistungsstand erhoben werden, vor allem im Hinblick auf eine unterschiedliche Altersstruktur oder Fitnesslevel und die daraus entstehenden verschiedenen Bedürfnisse. Gesundheitskontrollen mit Handlungsempfehlungen sollten regelmäßig erfolgen, um Langzeitschäden vorzubeugen. Ein weiterer Lösungsansatz könnte die Einführung von gemeinsamen Sportveranstaltungen sein. Denkbar wäre etwa ein regelmäßiger Lauftreff oder die Aufstellung einer eigenen Fußball- oder Handballmannschaft. Die Integration dieses Modelles in den Dienstplan gestaltet sich natürlich deutlich schwieriger. Ein Lauftreff wäre zudem stark wetterabhängig und bei der freiwählbaren Teilnahme von vielleicht nur einer Person nicht kontrollierbar. Eine zusätzliche Einführung dieser gemeinsamen Events stellt eine bessere Alternative dar. Gemeinschaftssportarten

---

[111] vgl. 2.1.2
[112] vgl. Kapitel 2.2.2
[113] vgl. Kapitel 2.2.2
[114] vgl. Kapitel 2.2.1

verbessern das Gemeinschaftsgefühl, bergen allerdings auch das Risiko von Verletzungen, was zu Dienstausfall führen würde. Eine Kosten-Nutzen-Abwägung ist daher zu treffen.[115]

In regelmäßigen Fortbildungen sollte eine gute körperliche Verfassung oder die Ausübung eines effektiven berufsbezogenen Sporttrainings thematisiert werden. Auch ein Reanimationstraining oder eine Rückenschule könnten Inhalt der betrieblichen Gesundheitsförderung sein. Gezielte Übungen wir diese sollten aber nur zusätzlich zum wöchentlichen Sportprogramm angeboten werden. Die Einführung eines Eignungstests, wie es bei der Berufsfeuerwehr gehandhabt wird, um von vornherein eine körperliche Eignung festzustellen, ist sicherlich auch eine sinnvolle Idee. Der Umfang eines Tests für den Rettungsdienst ist, so wie es in England oder in Gelsenkirchen gehandhabt wird, sicherlich ausreichend.[116] Die Überprüfung von berufsbezogener Kraft und Ausdauer scheint eine gute Grundlage zu sein, da alle rettungsdienstlichen Tätigkeiten eine körperliche Leistung erfordern.[117] Die alleinige Einführung eines Einstellungstests, so wie es das Pilotprojekt in Gelsenkirchen versucht, wird jedoch nicht ausreichend sein. Es muss eine konstant fortlaufende Unterstützung der Mitarbeiter gewährleistet sein. Der Vorteil einer vorherigen Selektion besteht darin, bereits sportlich motivierte Mitarbeiter einstellen zu können, die sich auch körperlich auf die Berufsausübung vorbereitet haben. Nachteilig ist, dass bei dem bestehenden Fachkräftemangel im Rettungsdienst die Auswahl an Mitarbeitern bei einer vorherigen Auswahl nochmals reduziert wird.[118]

Eine bessere körperliche Eignung wird eine effektivere Leistungsfähigkeit hervorrufen und die Gesundheit verbessern[119], was zu einem Rückgang der Krankmeldungen führen könnte. Um dies zu bestätigen wäre allerdings zunächst eine Evaluation der Einführung von Dienstsport notwendig.

Durch den positiven Einfluss von Sport auf die kognitive Leistung, könnte der Umgang mit schwiergen Situationen oder Patienten verbessert werden. Komplizierte Lagen könnten entspannter verlaufen und zu einer Reduktion von diesbezüglichen Beschwerden führen, was zu einer Aufwertung des Arbeitgebers führt.

---

[115] vgl. Kapitel 2.2.2
[116] vgl. Anlage 2 und 3
[117] vgl. Kapitel 2.2
[118] Gordon Heringshausen, G./Heiko Schumann (2018): Demografie als zukünftige personalpolitische Herausforderung im Rettungsdienst, in: *retten!*, 7(4), 2018, S.236-251
[119] vgl. Kapitel 2.2.2

Die Psyche der Mitarbeiter wird durch Sport unterstützt und sollte zu einer Steigerung des Selbstwertgefühls und Verbesserung des Betriebsklimas führen.[120] Hiervon profitieren die Mitarbeiter, Arbeitgeber, Patienten und deren Angehörige.

Auch ein verbessertes Ernährungsangebot gehört zur betrieblichen Gesundheitsförderung und zum Erhalt einer guten körperlichen Verfassung. Das Bereitstellen von Obst und frischem Wasser auf der Wache könnte eine weitere Möglichkeit darstellen, wie es der Malteser Hilfsdienst vormacht.[121] Die fehlende Evaluation hierzu sollte schnellstmöglich erfolgen. Ein ausgiebiges Fortbildungsprogramm bezüglich gesunder Ernährung wäre ebenfalls ein Ansatz, um die Mitarbeiter für eine berufsangemessene Ernährung zu sensibilisieren. Dies könnte auch für den Alltag der Arbeitnehmer übernommen werden. Neben Obst und Wasser könnte eine Kooperation mit der Berufsfeuerwehr möglich sein, um das Mittagessen gemeinsam zu sich zu nehmen. Ebenso wäre eine Kooperation mit umliegenden Restaurants oder Kantinen denkbar, hauptsächlich um die Aufnahme von Fast Food zu reduzieren.

5.2 Methodenkritik

In der vorliegenden Untersuchung wurden keine sportmedizinisch relevanten Daten, die die Ausdauer- und Kraftfähigkeiten differenzierter abbilden (z. B. mit Hilfe einer mobilen Spiroergometrie) erfasst. Auch der Laktat-Wert oder der maximale Sauerstoffverbrauch wurden nicht erhoben, da dies personell und finanziell nicht möglich war. Die Erhebung dieser Daten hätte einen Rückschluss auf das wirkliche Leistungsniveau der einzelnen Teilnehmer zulassen können und weitere Interpretationen ermöglicht. Zudem ist die Messung der Herzfrequenz als alleiniger Parameter etwas vage für eine ausführliche Leistungsanalyse. Der Einfluss der vegetativen Faktoren auf die Herzfrequenz wird ebenfalls nicht erfasst. Die Polar-Uhr war zudem mit einer Standardeinstellung versehen, sodass auf keine individuellen anthropometrische Faktoren Rücksicht genommen wurde. Bei der Konzeption des Fragebogens hätte die Kategorie des Gewichtes als offenen Frage eingesetzt werden sollen, um die Berechnung des Body-Mass-Index- Wertes zu präzisieren. Auch eine Verfälschung in der Beantwortung des Fragebogens kann nicht ausgeschlossen werden. So kann es zu einer Vortäuschung eines Verhaltens, besonders in der Kategorie sportliche Betätigung kommen, welches der Proband normalerweise nicht zeigt. Die Ergebnisse zeigen, dass viele Daten mit einer hohen Standardabweichung versehen sind. Das

---

[120] vgl. Kapitel 2.2.2
[121] vgl. Kapitel 2.2.1

bedeutet, dass die Antworten teils sehr breit gestreut sind und für eine bessere Aussagekraft die Grundgesamtheit möglicherweise größer gewählt werden sollte. Es wäre daher sinnvoll das Thema in einer weiterführenden Studie zu verfolgen und die Möglichkeiten der Datenerhebung zu erweitern.

5.3 Forschungsbedarf

Die vorliegende Arbeit ermittelt die körperliche Belastung von Rettungsdienst Mitarbeitern in einer Großstadt und arbeitet Lösungsvorschläge, wie die unterschiedliche subjektive Beanspruchung angeglichen werden kann. Dies erfolgt anhand des aktueller Literaturstandes und des selbstdurchgeführten Experiments. Forschungsbedarf besteht weiterhin im Bereich der Landrettung. Dort ist von einem anderen Einsatzaufkommen und örtlichen Gegebenheiten auszugehen, die in dieser Arbeit nicht untersucht wurden und möglicherweise zu einem anderen Anstrengungsempfinden führen. In dieser Arbeit wird außerdem nur auf die physiologische Beanspruchung des Herz-Kreislauf-Systems eingegangen. Die motorischen Fähigkeiten, wie etwa die Kraft und die Ausdauer sowie die Koordination der Mitarbeiter wurden nicht überprüft. Auch die sozialen und psychologischen Anlagen beeinflussen die Gesamtleistung, sodass auch zu diesen Fähigkeiten weiterer Forschungsbedarf besteht.[122] Die vorliegende Arbeit gibt eine Idee dazu, wie das Problem durch die Einführung von Dienstsport und einen Einstellungstest behoben werden könnte. Hier sind weitere Studien notwendig um zu überprüfen, ob die Maßnahmen eine positive Auswirkung auf die Mitarbeiter der Hilfsorganisationen haben oder ob andere Bereiche, wie die mentale Unterstützung, ebenfalls gefördert werden müssen. Ebenso muss geprüft werden, wie sich die Maßnahmen mit dem Berufsalltag und den finanziellen Gegebenheiten in Einklang bringen lassen. (Längsschnittstudien)

---

[122] Kibele, A./S. Leubecher (2010): Fitnesstraining und -diagnostik bei der Berufsfeuerwehr Kassel. In: Kibele, A. (Hrsg.), Tagungsband 1. Symposium 2010 -Feuerwehrfitness und - diagnostik, Münster: MV-Verlag, 2010, S. 64-85

6 Schlussfolgerung

Die Untersuchung hat gezeigt, dass das Rettungsfachpersonal im Einsatz sehr hohen körperlichen Belastungen ausgesetzt ist. Die daraus resultierende Beanspruchung sowie das Empfinden dieser Anstrengung variieren jedoch stark nach Fitnesslevel der Mitarbeiter.[123] Bei gleicher Arbeit fällt die Beanspruchung für Mitarbeiter mit einer gut ausgeprägten Fitness, geringer aus, als für weniger trainierte. Es kann also davon ausgegangen werden, dass fitte - bzw. körperlich trainierte Mitarbeiter - den Anforderungen ihres Berufes besser gewachsen sind. Dies lässt sich dadurch erklären, dass bei fitten Mitarbeitern die physiologische Beanspruchung und damit auch das Anstrengungsempfinden als geringer empfunden wird. Das zu Beginn der Arbeit beschriebene zu hohe Belastungsgefühl der Mitarbeiter der Hilfsorganisation ergibt sich also aus der schlechteren körperlichen Verfassung der Mitarbeiter. Diese erreichten bei der Messung der Herzfrequenz deutlich höhere Werte und befanden sich damit, im Gegensatz zu der Experimentalgruppe, an ihrem Leistungsmaximum.[124] Die Ergebnisse der vorliegenden Arbeit zeigen außerdem, dass das Anstrengungsempfinden mit der Herzfrequenz korreliert und diese als Beanspruchung des Herz-Kreislauf-Systems durch regelmäßige sportliche Aktivität positiv beeinflusst werden kann. Im direkten Vergleich der beiden Gruppen zeigt sich hier also deutlich der positive Einfluss von Dienstsport. Der Einfluss von Fettleibigkeit senkt die körperliche Leistungsfähigkeit und ist bei der Hilfsorganisation als ein Problemthema herausgearbeitet worden. So lässt sich schlussfolgern, dass eine bessere Fitness und generelle körperliche Verfassung dazu beitragen, die Beanspruchung und das Anstrengungsempfinden zu senken. Die fehlende Betreuung durch den Arbeitgeber hinsichtlich des Angebots zur betrieblichen Gesundheitsförderung spiegelt sich in einer erhöhten Beanspruchung wieder. Das Versäumnis der Mitarbeiterförderung ist nicht nur den finanziellen Schwierigkeiten geschuldet, auch ein ausgeprägter Fachkräftemangel setzt die Anforderungen an die Mitarbeiter herab.[125] All diese Faktoren spiegeln sich in einer schlechten Fitness des Rettungsdienstpersonals wider. Der Arbeitgeber sollte also eine ausführliche Kosten- und Nutzen Analyse einer Einführung von einer betrieblichen Gesundheitsförderung in Form von verpflichtendem Dienstsport durchführen. Diese Arbeit gibt einen kurzen Ausblick dazu, wie eine derartige Umsetzung vollzogen werden könnte. Eine Einführung von Dienstsport, integriert in den Dienstplan, freiwählbar aber dennoch verpflich-

---

[123] vgl. Kapitel 4.1
[124] vgl. Kapitel 4.2
[125] vgl. Kapitel 2.1.2

tend inklusive eines Einstellungstest wie das DRK Gelsenkirchen[126] wären sinn-voll. Ebenso die Anpassung der Ernährung, die einen positiven Einfluss auf den erhöhten Body-Mass-Index der Mitarbeiter nehmen kann. Eine Evaluation ist sicherlich notwendig, doch die Berufsfeuerwehr, die dieses Modell bereits durch-führt, kann in dieser Arbeit den positiven Einfluss bereits bestätigen. Ziel sollte es sein, ein Training verpflichtend einzuführen, um bestmögliche Trainingseffekte zu erzielen und eine Reduzierung der Beanspruchung bei gleichbleibender Belastung im Einsatz zu erreichen. Die Stärkung der persönlichen Ressourcen wäre somit zum Vorteil für alle – Arbeitgeber, Arbeitnehmer und Patienten. Obwohl einige Faktoren in dieser Arbeit nicht berücksichtigt worden sind, wurden Lösungsmög-lichkeiten aufgezeigt, mit denen die geschilderten Probleme des Rettungsdienstes behoben werden könnten. Die Beschäftigung und Planung von Umsetzungsmög-lichkeiten für die Hilfsorganisation haben gezeigt, dass es sich trotz der genannten dienstplanerischen Schwierigkeiten und den finanziellen Kosten lohnen würde und zwar sowohl zum Wohle der Mitarbeiter als auch für ihr Unternehmen. Eine strukturierte und effektive betriebliche Gesundheitsförderung durch Einführung von verpflichtenden Dienstsport und Eignungstest zur Überprüfung der körperlichen Voraussetzungen sollten langfristig Verbreitung in Deutschland finden, sodass ein hohes Fitnesslevel auch von den Hilfsorganisationen garantiert wird.

---

[126] vgl. Anlage 2

7 Literaturverzeichnis

1   Al-Dalati, Tarek/ Miriam Bieber/Daniela Schmidt/Viola Oertel(2017): Barrieren über-
    winden, in: Oertel, Viola/Silke Matura (Hrsg.): Bewegung und Sport gegen Burnout,
    Depressionen und Ängste, 1. Auflage, Deutschland: Springer Verlag, 2017, S. 79- 86

2   Andersen, Jesper/Peter Schjerling/ Bengt Saltin (2001): Muskeln, Gene und Leistung-
    ssport, in: Spektrum der Wissenschaft, 3 (2001), S. 70-75

3   Armgart, Carina (2016): Organisation des Gesundheitswesens in Deutschland, in:
    Luxem, Jürgen/Klaus Runggaldier/Harald Karutz/Frank Flake (Hrsg.), Notfallsanitäter
    heute, 6. Auflage, München: Elsevier, Urban & Fischer, 2016, S. 1029 - 1045

Badura, Bernhard. (2001): Betriebliches Gesundheitsmanagement. Was ist das, und wie
lässt es sich erfolgreich praktizieren? In: Bundesgesundheitsblatt-
Gesundheitsforschung-Gesundheitsschutz, 8 (2001), S. 780-800

Badura, Bernhard/Thomas Hehlmann (2010): Betriebliche Gesundheitspolitik, 2. Auflage,
Berlin Heidelberg: Springer Verlag Berlin Heidelberg, 2010, S. 3

Berg, A. (2003): Körperliche Aktivität und Übergewicht - was können Sport und Bewegung
leisten? In: Aktuelle Ernährungsmedizin, 2 (5), 2003, S. 292–299

Borg, G. (2004): Anstrengungsempfinden und körperliche Aktivität. Deutsches Ärzteblatt,
101 (15), S. 1016-1021

Brandes, Matthias. (2012): Körperliche Aktivität oder Fitness: Was ist wichtiger für die
Gesundheit? In: Bundesgesundheitsblatt - Gesundheitsforschung - Gesundheitsschutz, 55 (1), 2012, S. 96–101

Brecheisen, A. (1992): Psychische Belastungen des nichtärztlichen Rettungsdienstpersonals. In: Leben Retten, 3 (1992), S. 109-113

Bundesministerium für Gesundheit (2019): Betriebliche Gesundheitsförderung-Was steckt
dahinter? In: Bundesministerium für Gesundheit, 2019, URL:
https://www.bundesgesundheitsministerium.de/themen/praevention/betriebliche-
gesundheitsfoerderung/was-steckt-dahinter.html [Zugriff: 07.06.2019]

Bühner, M. (2010): Einführung in die Test- und Fragebogenkonstruktion. Hallbergmoos:
Pearson

Christmann, Tobias (2012): Stress in Organisationen (Dissertation), Universität Augsburg,
2012, S. 45

Dietger, Mathias (2009): Fit von 1 bis Hundert - medizinische Aspekte zur Ernährung und Bewegung im Überblick, 1. Auflage, Heidelberg: Springer Medizin Verlag, 2009, S.5-8, 35-36

Dix, Katharina (2009): Gesundheitsförderung im RD: Welche Belastungen wirken auf die Mitarbeiter ein? In: Rettungsdienst, 32 (11), 2009, S. 20-24

Epson (2015): Genauigkeit der Herzfrequenzmessung, in: Progressive Sports Technologies Ltd., 2015, https:// http://assets.epson-europe.com/eu/sensewear/pd/Epson_DE_Optical-HRM-Accuracy-Report.pdf [Zugriff: 25.05.2019]

Feuerwehr Frankfurt am Main (2018): Auswahlverfahren Berufsfeuerwehr Frankfurt am Main, in: Berufsfeuerwehr Frankfurt am Main

https://www.feuerwehr-frankfurt.de/index.php/itemlist/tag/Auswahlverfahren [Zugriff: 1.2.2019]

Feuerwehr Frankfurt am Main (2008): Job und Karriere, in: Berufsfeuerwehr Frankfurt am Main, https://www.feuerwehr-frankfurt.de/index.php/job-karriere/gehobener-dienst/bewerbung [Zugriff: 10.6.2019]

Gottlob, Axel (2001): Differenziertes Krafttraining mit Schwerpunkt Wirbelsäule, 1. Auflage, München-Jena: Elsevier, Urban & Fischer, 2001, S. 14-25

Harre, Hans Dietrich. (2003): Training der Ausdauer, in: Schnabel, Günter/Hans-Dietrich Harre/Jürgen Krug (Hrsg.), Trainingswissenschaft, Leistung, Training, Wettkampf, München: Sportverlag Berlin, 2003, S. 315-329

Hasselhorn, H. M/B.H. Müller (2005): Arbeitsbelastung und -beanspruchung bei Pflegepersonal in Europa — Ergebnisse der Next-Studie. In: Badura, Bernhard/Henner Schellschmidt/Christian Vetter (Hrsg.): Fehlzeiten-Report 2004. Berlin/Heidelberg: Springer-Verlag, 2005, S. 21–47

Hauner, Hans/Aloys Berg (2009): Körperliche Bewegung zur Prävention und Behandlung der Adipositas, in: Deutsches Ärzteblatt, 97 (12), 2000, S. 768–774

Held, Jürgen (2014): Ergonomie, in: BG ETEM, https://etf.bgetemde/htdocs/r30/vc_shop/bilder/firma53/mb_008_a12-2014.pdf. [Zugriff: 9.2.2019]

Heringshausen, G./N. Nübling/ G Brauchle (2010): Arbeitsplatz Rettungsdienst – Arbeitsfähigkeit als Indikator für Arbeitsbedingungen im Rettungsdienst. In: Zentralblatt Arbeitsmedizin, 60, 2010, S. 76–84

Gordon Heringshausen, G./Heiko Schumann (2018): Demografie als zukünftige personal-politische Herausforderung im Rettungsdienst, in: retten!, 7(4), 2018, S.236-251

Hollmann, W./H.K. Strüder (2006): Körperliche Aktivität und Gesundheit, in: Blickpunkt der Mann, 4 (3), 2006, S. 11-15

Holtz, Maik/ Stephan Korupp (2014): Mal schnell was essen – Ernährung im Rettungsdienst. In: retten!, 3 (1), 2014, S. 14–17

Hottenrott, K. (2002): Herzfrequenzvariabilität im Sport, Hamburg: Czwalina, 2002, S. 67-74, S.89-94

Huber, G. (2010): Betriebliche Gesundheitsförderung- nur mit Evaluation langfristig erfolgreich, in: B&G Bewegungstherapie und Gesundheitssport, 26 (5), 2010, S. 223-227

Huber, G. (2013): Betriebliche Gesundheitsförderung: Ein Update zu Konzepten, Tendenzen und Forschungsstand, in: B&G Bewegungstherapie und Gesundheitssport, 29(02), 2013, S. 46-50

Jeschke, Dieter/ Karlheinz Zeilberger (2004): Altern und körperliche Aktivität, in: Deutsches Ärzteblatt, 101 (12), 2004, S. 789-798

Kadlez-Gebhardt, S. (2010): Kardiozirkulatorische und thermische Beanspruchung von Feuerwehrleuten in einer Brandsimulationsanlage (Dissertation), Ludwig-Maximilians-Universität, München, 2010

Karutz, Harald/Mark Overhagen/Janna Stum (2013): Psychische Belastungen im Wachalltag von Rettungsdienstmitarbeitern und Feuerwehrleuten. In: Prävention und Gesundheitsförderung, 8 (3), 2013, S. 204–211

Kibele, A./S. Leubecher (2010): Fitnesstraining und -diagnostik bei der Berufsfeuerwehr Kassel. In: Kibele, A. (Hrsg.), Tagungsband 1. Symposium 2010 -Feuerwehrfitness und - diagnostik, Münster: MV-Verlag, 2010, S. 64-85

Krug, Susanne/ Susanne Jordan/Stephan Müters/Jonas Finger (2013): Körperliche Aktivität, in: Bundesgesundheitsblatt-Gesundheitsforschung-Gesundheitsschutz, 56 (5-6), 2013. S. 765-771

Lampert, T./ G.B.M. Mensink/T. Ziese (2005): Sport und Gesundheit bei Erwachsenen in Deutschland, in: Bundesgesundheitsblatt-Gesundheitsforschung-Gesundheitsschutz, 48(12), 2005, S.1357-1365

Lampert, T. (2011): Rauchen-Aktuelle Entwicklungen bei Erwachsenen, in: Robert-Koch-Institut Berlin (Hrsg.): GBE kompakt, 2 (4), 2011

Larsen, R. (2012): Kardiopulmonale Reanimation, in: Larsen, R. (Hrsg.): Anästhesie und Intensivmedizin für die Fachpflege, Heidelberg: Springer Berlin Heidelberg, S. 635-651

Leyk D/ U. Rohde/ W. Gorges (2006): Physical Performance, Body Weight and BMI of Young-Adult in Germany 2000–2004: Results of the Physical-Fitness-Test Study. In: Int J Sports Med, 2006; 27 (8), S. 642–647

Lewis, Thomas (o. J.): Pulsunregelmäßigkeiten leichter Art, in: Herzkrankheiten, Wien: Springer Verlag, S. 55-61

Lippke, Sonia/Claus Vögele (2006): Sport und körperliche Aktivität, in: Renneberg, Babette/Philipp Hammelstein (Hrsg.): Gesundheitspsychologie. Berlin, Heidelberg: Springer Berlin Heidelberg, S. 195–216

Löllgen, Herbert (2004): Borg-Skala: Standard der Sportmedizin, in: Deutsche Zeitschrift für Sportmedizin, 11 (55), 2004, S. 299-300

Marten, David/Weiss Sebastian (2011): Qualitätssicherung bei der Personalauswahl von Einsatzkräften in der Gefahrenabwehr, in: VM Verwaltung und Management, 17 (5), 2011, S. 270-275

Meinel, Hubert (2018): Betrieblicher Gesundheitsschutz: Vorschriften, Aufgaben und Pflichten für den Arbeitgeber, 7. Auflage, Landsberg am Lech: Ecomed Sicherheit, 2018, S. 136-192

Metzenthin, S./ K. Tischhäuser (1996): Auswirkungen des Sporttreibens auf Selbstkonzept und psychisches Wohlbefinden. Zürich: Studentendruckerei Zürich, 1996

Mitterbauer, Günther (1994): Neue Wege für den Betriebssport - präventivorientierte Bewegungsangebote zur Förderung von Gesundheit, Fitness und Wohlbefinden als gemeinsames Unternehmensziel von ArbeitgeberInnen und ArbeitnehmerInnen, Innsbruck: Sports-Consulting, 1994, S. 87-102

Müller-Thurau, Claus Peter (2017) Erfolgreich bewerben bei Polizei, Bundeswehr und Zoll, 3. Auflage, Freiburg: Haufe-Lexware GmbH& Co. KG, 2017, S. 14

Myhre, L./D. Tucker/D. Bauer/J. Fischer (1997): Relationship between Selected Measures of Physical Fitness and Performance of a Simulated Fire Fighting Emergency Task, Texas: United States Air Force Armstrong Laboratory

Nadler, Gerhard (2017): Körperliche Leistungsfähigkeit und Gesundheit von Rettungsfachpersonal, in: Nadler, Gerhard (Hrsg.), Organisation und Recht des Rettungswesens, Band 1, Hamburg: Diplomica Verlag GmbH, 2017

Nehrer, S. (2013): Die Frau im Sport, in: Manuelle Medizin, 51(1), 2013, S. 21–26

Nettekoven, Jürgen (2015): Herzfrequenzmessung im Ausdauersport, Eigenverlag 2015, S. 45

O.V. (2002): Feuerwehrdienstvorschrift 7 - Atemschutz, Stuttgart: Kohlhammer Deutscher Gemeindeverlag, 2002, S. 7

O.V. (2019): Gesundheitsförderung und Prävention, in: Malteser Hilfsdienst; URL: https://www.malteser.de/gesundheitsfoerderung-und-praevention.html [Zugriff: 21.3.2019]

O.V. (2019): Polar - intelligente-kontinuierliche Pulsmessung, in: Polar.com, 2019; URL: https://www.polar.com/de/intelligente-kontinuierliche-pulsmessung [Zugriff: 25.2.2019]

O.V. (2019): Polar - M430, in: Polar.com, 2019; URL: https://www.polar.com/de/produkte/sport/M430-gps-laufuhr [Zugriff: 25.2.2019]

O.V. (2019): Polar - optical heart rate tracking, in: Polar.com, 2019; URL: https://www.polar.com/blog/optical-heart-rate-tracking-polar/ [Zugriff: 25.2.2019]

O.V. (2016): Hessisches Ministerium für Soziales und Integration (Hrsg.), Rettungsdienstplan des Landes Hessen.; https://soziales.hessen.de/sites/default/files/media/hsm/rettungsdienstplan_final_2016-stand_06.09.2016.pdf [Zugriff: 26.12.2018]

O.V. (2018): DGVU - Deutsche Gesetzliche Unfallversicherung e.V. (Hrsg.), Unfallverhütungsvorschrift Feuerwehren; https://publikationen.dguv.de/dguv/pdf/10002/vorschrift49.pdf [Zugriff: 19.1.2019]

Ohlendorf, D./ D. Klingelhöfer/D. A. Groneberg/M. Spallek (2017): Fit für den Beruf? Überlegungen zu Leistungstests für Berufsgruppen mit hohen physischen Anforderungen. In: Zentralblatt für Arbeitsmedizin, Arbeitsschutz und Ergonomie, 67 (2), 2017, S. 118–122

Paakkonen, Heikki/ Ring, Joachim Ring/Jyrki Kettungen (2018): Physical fitness of paramedic students during vocational training - a follow-up study. In: Irish Journal of Paramedicine, 3 (1), 2018

Paluska, S./ T. Schwenk (2000): Physical activity and mental health: current concepts. In: Sport med, 29 (3), 2000, S. 167-180

Reimann, Wiebke (2018): Haushalt 2019: sozial und stark-gemeinsam Frankfurts Zukunft sichern. In: Stadt Frankfurt am Main, https://www.frankfurt.de/sixcms/media.php/738/Brosch%C3%BCre_Haushaltsentwurf_2019.pdf [Zugriff: 26.11.2018]

Rasi, Matias (2014): Comparing Emergency medical services and paramedic education between Finnland and England (Bachelorarbeit), Universität Savonia Finnland, 2014, S. 1-79

Robert, M. (2017): Wie genau ist die optische Herzfrequenzmessung? In: Fitnessarmband, https://fitnessarmband.eu/wie-genau-ist-die-optische-herzfrequenzmessung/ [Zugriff: 25.2.2019]

Rütten, Alfred/Karim Abu-Omar/Thomas Lampert/Thomas Ziese (2005): Körperliche Aktivität, in: Robert-Koch-Institut (Hrsg.), Gesundheitsberichterstattung des Bundes, 26 (2005), Berlin: Robert Koch-Institut

Sammito, S. (2011): Sportverletzungen beim Dienstsport - eine Risikobewertung. In: Sportverletzung · Sportschaden, Band 25, Ausgabe 01, 3.2011, S. 50–55

Schmal, Jörg (2014): Gesund trozt Nachtdienst: Ausgeschlafen? In: Heilberufe/Das Pflegemagazin, 66 (7), 2014, S. 42-43

Schmitz-Eggen, Lars (2019): 8 Tipps damit Retter gesund bleiben. In: Rettungsdienst.de, 2019, https://www.rettungsdienst.de/tipps-wissen/8-tipps-damit-retter-gesund-bleiben-47849[Zugriff: 09.02.2019]

Schumann, Heiko (2012): Rettungsdienst am Limit - Gesundheit von Einsatzkräften im Rettungsdienst (GERD®): ein Vergleich zwischen der Berufsfeuerwehr und den Hilfsorganisationen. Hamburg: Dip omica Verlag

Schuster, Hans-Peter/Hans-Joachim Trappe (2005): EKG-Kurs für Isabel: mit 49 kommentierten Original-EKG-Befunden. Stuttgart: Thieme, 2005, S.13

Spicker, Ingrid/ Anna Schopf (2007): Betriebliche Gesundheitsförderung erfolgreich umsetzen: Praxishandbuch für Pflege- und Sozialdienste, 1. Auflage, Wien: Springer Verlag Wien, 2007, S. 7-22

Such, U./T.Meyer (2010): Die maximale Herzfrequenz: Standard der Sportmedizin, in: Deutsche Zeitschrift für Sportmedizin, 12 (61), 2010, S. 310-311

Tolksdorf, W./J.Berlin/U.Schmollinger/E.R.Rey (2013): Zusammenhänge zwischen präoperativem psychischem Befinden und Blutdruck und Herzfrequenzverhalten bei Intubation, in: Rügheimer, E. (Hrsg.): Intubation, Tracheotomie bronchopulmonale Infektion, Berlin Heidelberg: Springer Verlag, 2013, S.475

Wechsler, Johannes Georg (Hrsg.) (2003): Adipositas: Ursachen und Therapie, 47-612. Auflage, Berlin: Blackwell, 2003, S.47-61, S. 201-204

Wenninger, S./ F. Gröbe (2006): Sport-und Bewegungsprogramme in der Betrieblichen Gesundheitsförderung. In: B & G, 22 (4), 2006, S.142-145

Wenninger, Silke/Ferdinand Gröben/ Klaus Bös (2007): Betriebliche Sport-und Bewegungsförderung, in: Fuchs, Reinhard/Wiebke Göhner/Harald Seelig (Hrsg.), Aufbau eines körperlich-aktiven Lebensstils, Göttingen: Hogrefe Verlag GmbH, 2007, S. 235-254

Wilke, C./ K. Krämer/B. Biallas/I. Froböse (2012): Lebensqualität und körperliche Aktivität im betrieblichen Kontext. In: Prävention und Gesundheitsförderung, 7 (1), 2012, S. 56–61

Wirth, Alfred/ Martin Wabitsch/Hans Hauner (2014): Prävention und Therapie der Adipositas, in: Deutsches Ärzteblatt, 111(42), S. 705-713

Wirth, K./M. Zawieja/A. Schlumberger/H. Hartmann (2012): Krafttraining im Leistungssport. Theoretische und praktische Grundlagen für Trainer und Athleten. Köln: Sportverlag Strauß

Wütscher, Jürgen (Hrsg.) (1994): Hessisches Rettungsdienstgesetz: (HRDG); vom 18. Dezember 1990; (GVBI I S. 725); in der Fassung des Gesetzes zur Änderung des Hessischen Rettungsdienstgesetzes vom 5. April 1993; (GVBI. I S. 108); mit Rechtsverordnungen, Vereinbarungen und Verwaltungsvorschriften; Vorschriftensammlung. Hauptbd. .... Wiesbaden: Kommunal- und Schul-Verl. Heinig

Zegelmann, Anna (2015): bis 60 hält das kaum einer durch. In: Ärztezeitung, 2015, URL: https://www.aerztezeitung.de/politik_gesellschaft/oegd/article/893493/rettungsdienst-bis-60-haelt-kaum-durch.html [Zugriff: 9.2.2019]

zur Mühlen, Dr.med. Alexander/Dr. med. Bettina Heese/Dr. med. Stephanie Haupt (2005): Arbeits-und Gesundheitsschutz für Beschäftigte im Rettungsdienst, in: Ergo Med, 6, 2005, S. 169-177

8 Anhang

Anlage 1: Interviewleitfaden mit den Mitarbeitern der Hilfsorganisation und der Berufsfeuerwehr der Hauptfeuerwache

Listen Sie alle Tätigkeiten auf, die Ihnen einfallen, die sie als Rettungsdienstfachpersonal während eines Einsatzes zu tun haben könnten. Was passiert vor, während und nach einem Einsatz? Welche Leistung empfinden sie am anstrengendsten? Wie oft müssen sie schwere körperliche Arbeit leisten?

Beschreiben Sie ihren täglichen Wachablauf, beginnen Sie in der Umkleide und schließen Sie mit Verlassen der Wache ab. Wie viel Bereitschaftszeit haben Sie? Wie regeln Sie ihre Mittagspause?

Ihr Beruf erfordert besonders lange Dienstzeiten und schwere körperliche Arbeit. Beschreiben Sie ihre Freizeitmöglichkeiten. Haben Sie einen Ausgleich zu ihrer beruflichen Tätigkeit? Treiben Sie Sport?

Anlage 1.1: Interview mit dem Geschäftsführer der Hilfsorganisation

Für eine vergleichende Studie zwischen ihrem und dem Rettungsdienst der Berufsfeuerwehr auf der Hauptfeuerwache ist die Darstellung der Finanzierungsmöglichkeiten des Rettungsdienstbereiches innerhalb der Hilfsorganisation essentiell. Beschreiben Sie die generelle Finanzierung und die Möglichkeiten das Geld zu verwalten. In welche Bereiche kann das Geld investiert werden? Stehen finanzielle Ressourcen für die Gesundheitsförderung der Mitarbeiter zur Verfügung?

Beschrieben Sie die Einstellungsvoraussetzungen für eine Tätigkeit im Rettungsdienst. Wer legt diese fest? Sind Sie persönlich zufrieden mit den aktuellen Vorgaben?

Anlage 2: Einstellungstest DRK Gelsenkirchen

DRK-Kreisverband
Gelsenkirchen e.V.

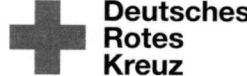
Deutsches Rotes Kreuz

Sporttest Rettungsdienst

50m – Sprint
Hochstart

3000m Lauf

Skihocke
Skihocke an der Wand: Körper, Oberkörper, Unterschenkel rechtwinklig

Kombinationsübung (3 Durchläufe)
Kasten- oder Pferdesprung
Vorwärtsrollen
Springen
Kriechen
Hindernis überwinden
Balancieren

Liegestützen

Fünfersprung

Leistungshinweise:
Die gewünschte Leistung orientiert sich u.a. am Deutschen Sportabzeichen

Hinweise:
Die Übungen können in der Reihenfolge variieren. Der Test findet planmässig teils im freien und bei jedem Wetter statt. Bitte bringen Sie passende Sportkleidung, Sportschuhe für draussen und Hallenschuhe mit heller Sohle mit. Nach dem Test besteht die möglichkeit zu Duschen, eigenes Duschzeug und Handtuch ist erforderlich.

Quelle: www.drk-ge.de>Downloads (PDF)

Anlage 3: Physical Evaluation Test (PET)

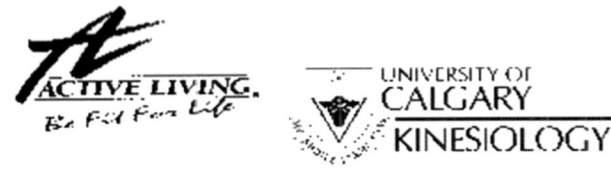

PET DESCRIPTION- UNIVERSITY OF CALGARY – BE FIT FOR LIFE CENTRE

Introduction

The Physical Evaluation Test is comprised of two individual tests. The first is a three-cycle circuit obstacle course, simulating four typical physical labor tasks which paramedics must perform on a daily basis.

Strength   Agility   Anaerobic   Flexibility

The second is a stretcher carry test in which a stretcher, weighted with (approx.) 160 lb must be carried in a controlled manner up and down two flights of stairs with the aid of a partner. The partners switch position after each flight.

Wear gym attire with running shoes. It is advisable to wear clothing that will cover your arms and legs. Be well rested and well nourished. (Be sure to follow all of the preliminary instructions).

BE FIT FOR LIFE CENTRE
PEA-101, CAMPUS RECREATION UNIVERSITY OF CALGARY
2500 UNIVERSITY DRIVE NW CALGARY, ALBERTA CANADA T2N 1N4 PHONE: (403) 220-8011 FAX: (403) 284-5867
EMAIL CARRS@UCALGARY.CA

Test

The PET is a series of job performance, physical ability tests that simulate the most common daily physical demands of EMS work. The test involves a three-cycle circuit obstacle course, identifying four typical, physical labour tasks which paramedics must perform on a daily basis, including strength, agility, anaerobic capacity, and flexibility.

The physical aspects of emergency medical service work can be described by these four physical activities and are felt to be crucial, essential and critical. The PET test must be successfully completed within a standardized pre-determined time before the complete application is accepted and processed by the EMS for consideration.

In each cycle of the obstacle course, at least two of the above physical labour tasks are challenged. Aspects of the test duplicate a scenario where the paramedic must (a) get to the patient; (b) physically attend the patient; and (c) remove the patient. As the level of performance demanded varies per situation, the test is practical and deemed to be both realistic and reasonable.

Cycles

1. Obstacle Course – Mobility Run

The PET consists of an approx. 300 m obstacle run where the candidate must demonstrate gross motor ability such as mobility, agility, flexibility, power and general endurance.

2. Strength Station

It consists of a pull unit, where the candidates will be required to suspend a 50 lb weight off the ground, and travel around the machine in two complete (360 degree) circles.

3. Body Drag

The body drag session of the PET requires the candidate to drag an approx. 90 lb dummy over a distance of 30 M (100 ft).

Protocol Summary

Course – 3 cycles, timed run.

Cycle One:
      Start
      Balance Beam
      Stairs Up, Across, Down Marker
      Over/Under
      Marker
      Straight Run
      Pull Station
      Marker

Cycle Two:
      Start
      Balance Beam
      Straight Run
      Marker
      Over/Under
      Marker
      Body Drag
      Marker
      Situps

Cycle Three:
      Start
      Balance Beam
      Stairs Up, Across, Down Marker
      Over/Under
      Marker
      Straight Run
      Pull Station
      Marker
      Finish

Quelle: https://mhc.ab.ca>BFFL (PDF)

Anlage 4: Corpuls C3, Elektrokardiogramm

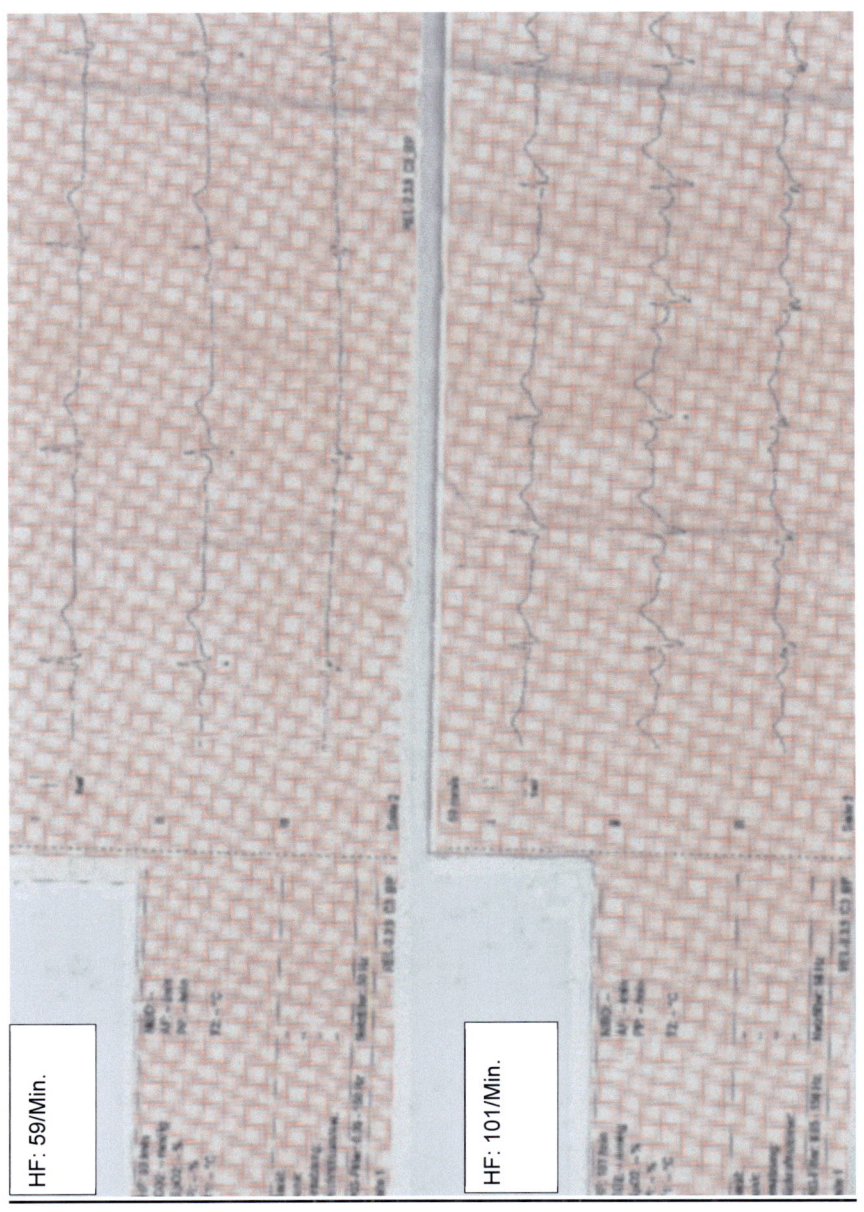

HF: 59/Min.

HF: 101/Min.

Anlage 5: Borg-RPE-Skala

Skalenwert nach Borg	Anstrengungs- grad	% der max. Beanspruchung/ Leistung	Trainings- bereich
6	Überhaupt keine Anstrengung	20 %	Aufwärmen/ Regeneration
7	Extrem leicht	30 %	
8		40 %	
9	Sehr leicht	50 %	
10		55 %	
11	Leicht	60 %	Grundlagen-/ Zielzone
12	Optimaler Trainingsbereich	65 %	
13	Etwas schwer	70 %	
14		75 %	
15	Schwer	80 %	
16		85 %	Intensives Training/ Stehvermögen
17	Sehr schwer	90 %	
18		95 %	
19	Extrem schwer	100 %	
20	Grösstmögliche Anstrengung	Übersäuerung	

Anlage 6: Fragebogen

1. Wie alt sind sie?

_____ Jahre

2. Welches Geschlecht haben sie?

☐ männlich   ☐ weiblich

3. Welche Größe haben sie?

_____ cm

4. Welches Gewicht haben sie?

☐ <50kg   ☐ 50-60kg   ☐ 60-70kg   ☐ 70-80kg

☐ 80-90kg   ☐ 90-100kg   ☐ >100kg

5. Welchen Qualifikation im Rettungsdienst haben sie?

☐ Notfallsanitäter(in) / Rettungsassistent(in)

☐ Rettungssanitäter(in)

6. Wie viele Jahre arbeiten sie bereits im Rettungsdienst?

_____ Jahre

7. Wie ist ihr aktueller Gesundheitszustand?

☐ gesund   ☐ chronisch erkrankt   ☐ akut erkrankt

8. Rauchen Sie?

☐ Ja   ☐ Nein

9. Wie ist ihre heutige Tagesform?

☐ Ich bin fit.   ☐ Ich bin erschöpft.

DHGS

DEUTSCHE HOCHSCHULE
FÜR GESUNDHEIT & SPORT

10. Nehmen sie Medikamente, die Einfluss auf ihre Herzfrequenz haben?

☐ Ja, _____   ☐ Nein

11. Bietet ihr Arbeitgeber Dienstsport an (während der Arbeitszeit mit verpflichtender Teilnahme)?

☐ Ja   ☐ Nein

12. Mussten sie zu Beginn ihrer Einstellung einen körperlichen Eignungstest ablegen?

☐ Ja   ☐ Nein

13. Wie sieht ihre sportliche Aktivität in der Freizeit aus?

☐ keine Zeit   ☐ < 60min wöchentl.   ☐ 60-120min wöchentl.

☐ > 150min wöchentl.

14. Wie haben Sie den heutigen Dienst empfunden?

☐ sehr anstrengend   ☐ anstrengend

☐ gemäßigt   ☐ ruhig

15. Welchen Grad der Erschöpfung haben Sie nach diesem Dienst auf einer Skala von 6-20?

6----7----8----9----10----11----12----13----14----15----16----17----18----19----20

keine Erschöpfung   →   maximale Erschöpfung

Vielen Dank für Ihre Teilnahme!

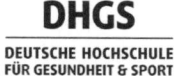

1.) Wie viele Einsatzsätze sind sie in Ihrem Dienst gefahren? Notieren Sie zu jedem
   gefahrenen Einsatz die Einsatzzeiten.
   Beispiel: **Einsatz 1: 08:15 – 09:35 Uhr**

Einsatz 1:
Einsatz 2:
Einsatz 3:
Einsatz 4:
Einsatz 5:
Einsatz 6:
Einsatz 7:
Einsatz 8:
Einsatz 9:
Einsatz 10:

2.) Welche Tätigkeit haben Sie im Dienst durchgeführt? Kreuzen Sie zu jedem Einsatz eine
   der folgenden Kategorien an.
   1. *Reanimation*   **2.** *Trauma*   **3.** *Treppen steigen > 2.OG*
   4. *Patienten tragen* **5.** *Keine anstrengende Tätigkeit*

Einsatz 1:
    1.   2.   3.   4.   5.
Einsatz 2:
    1.   2.   3.   4.   5.
Einsatz 3:
    1.   2.   3.   4.   5.
Einsatz 4:
    1.   2.   3.   4.   5.
Einsatz 5:
    1.   2.   3.   4.   5.
Einsatz 6:
    1.   2.   3.   4.   5.
Einsatz 7:
    1.   2.   3.   4.   5.
Einsatz 8:
    1.   2.   3.   4.   5.
Einsatz 9:
    1.   2.   3.   4.   5.
Einsatz 10:
    1.   2.   3.   4.   5.